青春文庫

脳卒中、心筋梗塞、突然死だけじゃない

すべての病気は血管で防げる！

池谷敏郎

青春出版社

文庫版のための序章　すべての病気は「血管」で防げる！

『人は血管から老化する』を出させていただいたのが２０１５年12月のことです。全身の細胞にくまなく酸素と栄養を送っているのが血管なので、血管をケアすることは全身の健康と若返りにつながるということをお伝えしたくて、書かせていただいた本でした。

それから3年強が経ち、血管が大事というメッセージはだいぶ浸透してきたように思います。テレビの健康番組でも血管をテーマに1、2時間の番組が組まれることは珍しくなくなりましたし、私自身、〝血管先生〟として呼んでいただく機会も増えました。

サバ缶の生産量がツナ缶を超え、スーパーマーケットでも目立つ場所に陳列されるようになり「日経トレンディ」誌が選ぶ２０１８年のヒット商品にランキングされたり、油のテレビコマーシャルで「オメガ３入り」が謳《うた》われたりといったことは、３年前にはなかったことです（ちなみに、サバ缶もツナ缶もどちらも血管に良いオメガ３の油が含まれています。油のことは、本文で改めて紹介しましょう）。

こうした変化を考えると、たった3年ですが、その間に「血管を労《いた》わりましょう！」というメッセージが次第に世の中に根づき、「血管ケア」はすっかりメジャーになったように感じます。

一方で、３年経っても変わらないこともあります。たとえば、日本人の死因の第１位は相変わらず、がんです。毎年１００万人もの方ががんになり、38万人もの方が亡くなっています。

「がん家系」という言葉もよく聞かれるので、がんになるのは遺伝的な要因が強いように思われがちですが、完全な遺伝性のがんは、がん全体の5%ほど。残りの95%は、遺伝とは関係ありません。

たしかに親ががんになった人は、がんになりやすい傾向はあります。がん全体では約2倍、大腸がんに限っては約4倍、肝臓がんの場合は約5倍、発症リスクが上がるという研究結果もあるほど。でも、その原因は、遺伝ではなく、「同じ生活習慣を持っていること」が大きいのです。

同じ家で生活しているということは、タバコを吸う、歩かない、肉ばかり食べている、野菜を食べない、お酒をよく飲む、睡眠時間が短い、あるいは睡眠時間が不規則……といった良くない生活スタイル、良くない食習慣までも似てしまうので、親ががんになれば、子もがんになりやすいのです。「三つ子の魂百まで」ではありませんが、子どもの頃にそうやって育てられると、大人になっても、自分が親になってもなかなか変えられないのでしょう。

実は、25%のがんはそうした家族から受け継いだ生活習慣がかかわっていると言われています。この25%のがんは遺伝によるがんとは違って、避けられるがんです。

では、残りの7割はというと、遺伝も家族も関係ありません。後天的な生活習慣の影響が大きいがんです。ということは、**95%のがんは、生活習慣病なのです。**

がん に次いで多い死因が、心疾患（心筋梗塞や狭心症など）、脳血管疾患（脳卒中）ですが、これらの背景には、血管が老化して起こる動脈硬化があります。これらの病気の怖いところは、突然死を引き起こすことがあるというところ。脳卒中の場合、たとえ命は救われたとしても、麻痺《まひ》が残ったり、言語障害が残ったり、様々な後遺症を伴うことが少なくありません。

しかも、**心筋梗塞や脳卒中などによる突然死は、40代、50代といった働き盛りの人にも多いのです。**その日までふつうに働いていた人がそれこそ突然倒れてしまうので、まわりの人は「あんなに元気だったのに……」と驚くのですが、実は、じわじわと血管は老化していたのです。この3年の間にも、俳優の大杉漣さんやお笑い芸人の前田健さんなど、著名人が急死されたことを伝えるニュースを幾度か耳にしました。

血管はじつに正直で嘘をつけません。食生活や生活習慣の良し悪しが、血管に見事にあらわれます。一見、元気そうな人も、血管を老けさせる生活を続けていると、そのうち、心筋梗塞や脳卒中といった重大な病気をも引き起こしてしまうのです。

そう考えると**寿命を左右するほとんどの病気は生活習慣病ということになります。**

◆血管を大切にする生き方こそ、健康で長生きそのもの

ところで、最近では「健康寿命」という言葉も、よく耳にするようになりました。健康寿命とは、寝たきりになったり要介護になったりすることなく、健康上の問題なく過ごせる期間のことです。

要介護や要支援になる原因で多いトップ3が、「運動器の障害」「脳卒中」「認知症」です。このうち、運動器の障害とは、骨折や関節疾患のこと。たとえば、骨粗《こつそ》しょう症で圧迫骨折を起こしてしまったとか、家のなかで転倒して大腿骨頸部《だいたいこつけいぶ》骨折（太ももの付け根の骨折）を起こしてしまったなど、よく耳にします。

骨粗しょう症や骨折も生活習慣病と関係があります。糖尿病があると骨粗しょう症が進みやすく、骨密度も骨質も悪くなるため骨折しやすくなりますし、体を動かさない生活を続けていると骨粗しょう症が進みやすいこともわかっています。

脳卒中についてはすでに述べたとおりですし、**認知症も、糖尿病や高血圧、脂質代謝異常といった生活習慣病があると発症するリスクが上がる**ことが報告されてい

ます。

ついでに、要介護になる原因で4番目に多いのは「高齢による衰弱」ですが、これは言い換えるなら、加齢に伴う筋力の低下のこと。食事や運動が大いにかかわっています。タンパク質が不足し、運動もしなければ、筋肉量は減っていきます。

こうして一つひとつ見ていくと、食事や運動といった生活習慣に気をつけている人は骨も強くなって転倒もしにくいし、筋力もあって、ボケにくい。だから、いくつになっても元気で若くいられます。最期まで元気に活動して天寿をまっとうする「ピンピンコロリ」も夢ではありません。

逆に、悪しき生活習慣をほったらかしにしていたら、ピンピンコロリどころか、「ピンコロリ（突然死）」あるいは「ピンネンコロリ（寝たきり）」に——。

つまり、寿命も健康寿命も生活習慣がカギを握るということですが、では、どんな生活習慣を身につければいいのでしょう？「良い生活習慣を身につけましょう」と言われても、ちょっと漠然としていますよね。

私は、血管力をアップする生活を送っていれば、自ずと、寿命にかかわる病気も、

健康寿命を短くする病気も防ぐことができ、いつまでも元気で若くいられると確信しています。「血管を若く保つ」「血管力をアップする」ことは、動脈硬化の先に潜む心筋梗塞や脳卒中といった血管病を防ぐだけではありません。血管力に注目した生き方というのは、健康で長生きすることそのものなのです。

◆〝毛細血管ケア〟は「木を見て森を見ず」

ところで、健康に関心の高い方なら、「毛細血管ケア」や「毛細血管力」といった言葉を耳にしたことがあるかもしれません。毛細血管は年とともに減っていくため、体中の細胞が酸素不足、栄養不足になってしまう、という話です。消滅してしまった毛細血管は「ゴースト血管」などと呼ばれています。

毛細血管は、動脈と静脈の間をつないでいる細い血管です。血管全体の9割以上を占めていて、全身に網《あみ》の目状に張り巡《めぐ》らされています。

なぜ、毛細血管はゴースト化するのでしょうか？

それは、その手前の血管がダメになるからです。毛細血管がはじまる手前の細い動脈のことを「細《さい》動脈」と呼びますが、細動脈までの血管がダメになるから、毛細血管が潰れてしまうのです。

街も同じですよね。かつてはたくさんの人が住み、物も流通し、にぎわっていた街も、人や物の流れがなくなったら、廃《すた》れてしまう。では、誰もいなくなったゴーストタウンに立派なビルやマンションを立てれば、また昔のような華やぎが戻るかといったら、決してそうではないでしょう。建物だけ建てても、人や物の流れをつくらなければ、街の活気は戻りません。

毛細血管にしても、同じことが言えます。「毛細血管にはシナモンがいい」「毛細血管にはルイボスティがいい」など、毛細血管の修復に効く食材なども紹介されていますが、**毛細血管だけを修復しようとしても意味がないのです。**それは、ゴーストタウンにビルやマンションを建てるようなもの。

大事なのは、そこまで血液を運ぶ血管です。細動脈までの血管力を高め、動脈がしなやかに開くようになれば、血液がスムーズに流れて、それだけで新たな毛細血管ができていきます。人の流れをつくれば街ができるように、血管力を上げて血液の流れをよくすれば、毛細血管も自然に生まれ変わるのです。

ちなみに、動脈や静脈は「内膜」「中膜」「外膜」という三層構造になっていますが、毛細血管は内膜のみ。動脈や静脈は中膜に「平滑筋」という筋肉があり、開いたり収縮したりしますが、**内膜のみでできている毛細血管にはこの筋肉がありません。だから、毛細血管は開きようがなく、鍛えることなんてできません。**

全身にくまなく張り巡らされ、全身の細胞に酸素と栄養を届けているのはたしかに毛細血管なので、その意味では、毛細血管は大事です。ただ、毛細血管を若返らせるには、そこまで血液を運ぶ動脈をしなやかに開くことが欠かせず、結局は、血管力を上げることに尽きます。

ですから、「毛細血管をケアしよう」「毛細血管を若返らせよう」などと、毛細血管のみにこだわるのは、まさに木を見て森を見ずという状態なのです。

◆肌年齢も、血管が左右する

「木を見て森を見ず」と言えば、肌のハリやしわ、乾燥が気になったら、どうしますか？　肌ケアも、木（肌）ばかりを見るのではなく、森（全体）を見ることが大事です。

化粧品やサプリメント、あるいはレーザー治療などにお金をかけている女性は多いでしょう。最近では、男性用の化粧品も売られていますし、男性にもレーザーでシミを消す方がちらほらいらっしゃいます。

そうした努力もいいのですが、**ハリや潤いのある肌を手に入れたいと思ったら、実は血管を若返らせることがいちばんの近道なのです。**全身のあらゆる臓器、細胞は、血管で養われているのですから、肌の調子を良くしたいと思ったら、やっぱり血管が重要。肌をつくっている細胞たちに十分な酸素と栄養が送られれば、潤いやハリが生まれます。

ちなみに、肌を潤すためにコラーゲン入りの健康食品や化粧品を買っている方がいますが、残念ながら効果は科学的には証明されていません。口から摂ったコラーゲンの一部は体に吸収されますが、それが効いてほしいところに集まるわけではないのです。また、コラーゲン入りの美容液を肌に塗っても、分子量が大きいので、皮膚の内部にまで浸透させるのは至難の業です。

肌のケアにしても、やっぱり〝木〟ばかりを見ていてはダメ。血管自体を若返らせて、肌に十分な酸素や栄養を送るほうが、肌を確実に若返らせてくれます。

さらに言えば、**「動脈硬化が進行している女性ほど、シミが目立つ」**という研究結果も出ています。健康診断を受けた女性を対象に、頸《けい》動脈エコー検査で動脈硬化の状況をチェックするとともに、デジタルカメラで顔を撮影し、シミの総面積、シワの長さ、肌の明るさなどの肌状態を解析したところ、シミの総面積が大きい女性ほど、動脈硬化が進んでいたのです。

シミが大きい人は、動脈硬化が進んでいた――。びっくりしませんか? 対象人数は169人と小規模の研究ではありますが、血管を若返らせることがいかに見た目にも大事かがわかる結果です。

血管力を高める生き方は、健康で長生きすることだけではなく、きれいに長生きする生き方でもあるのです。

◆こういう人は特に注意!

では、どういう人が、血管が老けやすいのでしょうか。

長年、循環器の専門医として外来で患者さんと向き合っていると、**「心臓には自**

信がある」「体力には自信がある」が口ぐせのような人ほど、危ないと痛感します。

血管や心臓の病気にかかったり、脳卒中や心筋梗塞を起こしてパタッと倒れる危険性が高いのです。

この間も、こんな方がいました。学生時代は体育会系の運動部に入っていたスポーツマンで、社会人になってからも、バリバリ働きながら、休日には友人たちとトライアスロンを楽しんでいた方です。「まだまだ自分は若い」と、とにかく自分の体力には自信を持っていて、無理が利くのが自慢でした。

ところがある日、ジョギングをした後、友人らとテニスを楽しみ、さらに少し走って「いい汗をかいた」と満足して家に帰ってきたところ、入浴後に自室に戻ってパソコンを立ち上げた直後に心筋梗塞の発作を起こして倒れてしまったのです。家族が気づいて救急車を呼び、一命を取り留めましたが、ご本人はかなりショックだったようです。

自信があるからこそ、バリバリ働いて、疲れが残っていても日曜は朝からゴルフなど精力的に活動し、血圧が高かったり、気になる症状があっても食事や生活習慣を省みようともせず、血管や心臓に過度な負担をかけてしまっていたのでしょう。

だから、自信がある人ほど、要注意です。

◆血管が老けやすいのは、せっかちタイプか、のんびりタイプか

また、心臓疾患の発症頻度が高い「タイプ」があります。医者の間で「タイプA」と呼ばれている性格・行動パターンです。

責任感が強くて、物事に熱中しやすい。熱中している間は他のことに気持ちの切り替えがしにくく、自分がかかわる以上、完璧にやり遂げなければ気が済まない。競争心も強く、勝気なあまり、完璧に実現できなければイライラし、ときには周囲の失敗が許せなくて攻撃的になってしまう――。

こういう人を「タイプA」と呼んでいます。タイプAの人は、とにかくせっかちで、食事のペースも速く、歩くときも大股で、仕事でも一度にたくさんの案件に取り組みがち。こういう人は、血管や心臓に負担をかけやすいタイプなのです。

海外で行われた有名な研究では、カリフォルニアに住む3000人以上の健康な男性を8・5年間追跡調査したところ、タイプAの人ほど心疾患の発症頻度が高い

ことがわかりました。真逆の性格の人（内向的でのんびり、穏やかで争いを好まないような人。「タイプB」と呼ばれます）に比べて心臓疾患の発症頻度は2・37倍も高かったのです。同じようなデータは、多くの研究で明らかになっています。

では、「タイプA」の反対、「タイプB」の人はどうでしょう？　内向的でのんびり、穏やかで争いを好まないような、まわりにいてくれるとほっとするようなタイプの人です。タイプAが要注意なら、タイプBの人は安心していいのかと思いきや、実はそうでもありません。確かに欧米人を対象にした研究では、タイプAの人ほど、血管や心臓の病気にかかりやすいという結果が軒並み出ています。

ところが、**日本人を対象にした研究では、タイプAよりもタイプBののんびり屋さんのほうが、血管や心臓の病気のリスクがちょっと高い**という結果が出ているのです。不思議に思うかもしれませんが、ちょっと考えてください。

のんびり屋さんが、マイペースに暮らせるのならいいのです。でも、実際の生活は、すべてを自分のペースで進められるわけではありません。自分がこなせる量以上の仕事を抱えて、残業が続いてしまうこともあるでしょう。「明日の18時までによろしくね」「月曜朝イチまでによろしくね」と、上司から急にまとまった量の仕事を振られることもあるかもしれません。のんびりと休みたい休日でさえ、用事が重なってしまうこともあるでしょう。

そもそも、穏やかで争いを好まないタイプの人は、断ることが苦手です。自分が大変なときに「これもお願い」「あれ、明日までにね」なんて言われても、「NO」とは言えず、ついつい引きうけてしまう。断らない人だからこそ、「できる」と思われて、仕事が集まってしまうという面もあるかもしれません。

ワーッと怒鳴って発散するタイプでもないため、ストレスをどんどん内へ内へと溜め込んでしまうのです。日本人には、こうした「タイプB」の人が多い。これが、日本人の場合は、タイプBでも血管や心臓の病気が多い理由です。

◆あなたの血管は大丈夫ですか?

つまり、**日本人はせかせかしたタイプAも、のんびりしたタイプBも危険**ということです。ということはもうお気づきかもしれませんが、誰もが血管が老化している危険性があり、誰にとっても血管をケアする生き方が欠かせないということです。

あなたの血管は、いまどんな状態でしょうか。気になった方は、19ページの「血管力セルフチェック」をぜひやってみてください。

もっとくわしく知りたい方は、20ページの「冠動脈疾患絶対リスクチャート」と、22ページの「10年間で脳卒中を発症する確率　算定表」をチェックしてみてください。どちらも、万人単位の大規模な調査結果をもとに作られたものです。今から10年の間に、あなたが冠動脈疾患（心臓に血液を送る動脈が狭まったり塞《ふさ》がれたりして起こる病気）や脳卒中にかかる危険性を、めやすではありますが、数字で教えてくれます（いずれも調査上の制限から一定の限界があり、絶対に確実とは言えません）。

今回、『人は血管から老化する』の文庫化のお話をいただき、改めて全体を読み返し構成を見直すとともに、大幅に加筆させていただきました。新書版で読んでくださった方にも新たな発見があるように情報をふんだんに追加しています。

健康で若々しく長生きのカギになるのが血管です。血管との上手な付き合い方を、もう一度、はじめましょう！

血管力セルフチェック

チェック項目	リスク度
腹囲が男性で 85cm 、女性で 90cm 以上	1
日頃歩くことが少ない	1
満腹になるまで食べないと気がすまない	1
生活のリズムが不規則	1
完璧主義でイライラすることが多く、人には負けたくない	1
階段や坂を歩くのがつらい	1
下肢の冷えやしびれを感じる	1
親兄弟に心臓病や脳卒中になった人がいる	1
現在タバコを吸っている	3
脂質異常症と診断、またはその傾向ありと指摘されている	3
高血圧と診断、またはその傾向ありと指摘されている	3
糖尿病と診断、またはその傾向ありと指摘されている	3

判定	
リスク度合計	めやす
0～2	血管力は正常と考えられる
3～5	血管力は低下している可能性がある
6 以上	血管力は低下している可能性か高い

㊟「冠動脈疾患」とは、主に心筋梗塞と狭心症のことを指します。

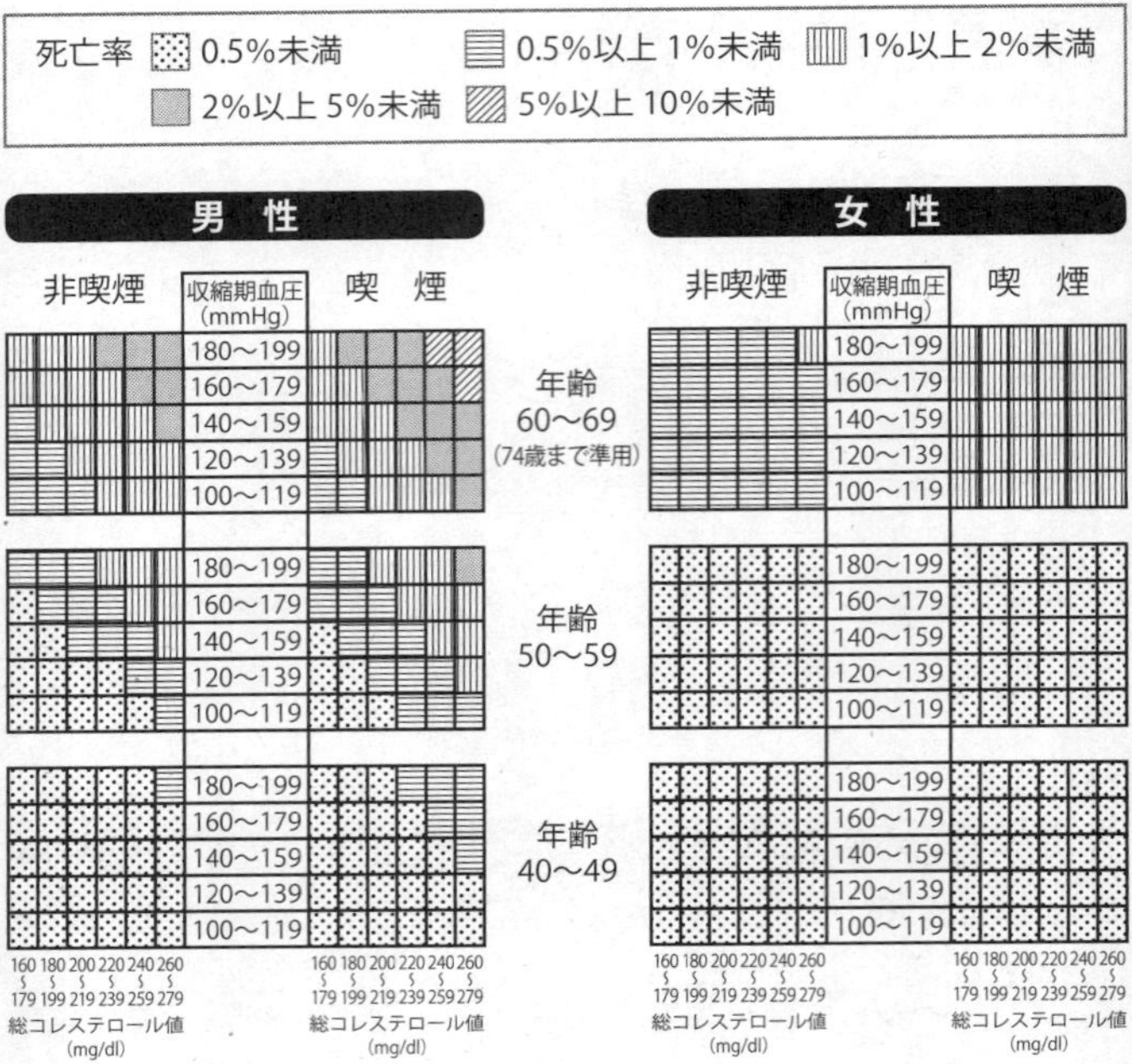

冠動脈疾患絶対リスクチャート（一次予防）

絶対リスクは危険因子の変化や加齢で変化するため、少なくとも年に一度は絶対リスクの再評価を行うこと。

【補足事項】

1）総コレステロール値 160 未満の場合は、160～179 の区分を用いる。

2）総コレステロール値 280 以上の場合は、260～279 の区分を用いる。

3）収縮期血圧 100 未満の場合は、100～119 の区分を用いる。

4）収縮期血圧 200 以上の場合は、180～199 の区分を用いる。

5）75 歳以上は本リスクチャートを適用できない。

6）血圧の管理は高血圧学会のガイドライン、糖尿病の管理は糖尿病学会のガイドラインに従って行う。

7）喫煙者は絶対リスクのレベルにかかわらず禁煙することが望ましい。

8）高血糖者、また糖尿病や慢性腎臓病患者などの高リスク状態では、このリスクチャートを用いることはできない。

（出典：日本動脈硬化学会（編）：動脈硬化性疾患予防ガイドライン 2012 年版．日本動脈硬化学会，2012
「冠動脈疾患絶対リスクチャート（一次予防）」より一部を抜粋・改変／注は筆者による）

注「脳卒中」とは、主に脳梗塞と脳出血のことを指します。

年齢（歳）	点数
40〜44	0
45〜49	5
50〜54	6
55〜59	12
60〜64	16
65〜69	19

性別	点数
男性の場合	6
女性の場合	0

タバコを吸っている	点数
男性の場合	4
女性の場合	8

肥満度（BMI）	点数
25 未満	0
25 以上、30 未満	2
30 以上	3

※肥満度（BMI）：体重（kg）÷身長（m）÷身長（m）

糖尿病	点数
あり	7

※糖尿病ありとは：
治療中または空腹時血糖値126mg/dl 以上

血圧	点数
降圧薬内服なしの場合	
120未満／80未満	0
120〜129／80〜84	3
130〜139／85〜89	6
140〜159／90〜99	8
160〜179／100〜109	11
180以上／110以上	13
降圧薬内服中の場合	
120未満／80未満	10
120〜129／80〜84	10
130〜139／85〜89	10
140〜159／90〜99	11
160〜179／100〜109	11
180以上／110以上	15

※血圧：収縮期／拡張期（mmHg）
最高血圧と最低血圧で点数の高いほう

10年間で脳卒中を発症する確率 算定表

すべての点数を合計する

合計点数	発症確率	血管年齢(歳)	
		男性	女性
10点以下	1%未満	42	47
11〜17	1%以上、2%未満	53	60
18〜22	2%以上、3%未満	59	67
23〜25	3%以上、4%未満	64	72
26〜27	4%以上、5%未満	67	76
28〜29	5%以上、6%未満	70	80
30	6%以上、7%未満	73	83
31〜32	7%以上、8%未満	75	85
33	8%以上、9%未満	77	90以上
34	9%以上、10%未満	79	-
35〜36	10%以上、12%未満	82	-
37〜39	12%以上、15%未満	85	-
40〜42	15%以上、20%未満	90以上	-
43点以上	20%以上	-	-

(出典：国立がん研究センターによる多目的コホート研究HPより〔http://epi.ncc.go.jp/jpphc/〕／レイアウトを一部改変、注は筆者による)

目次

文庫版のための序章　すべての病気は「血管」で防げる！

1章　何歳からでも血管は若返る！

2章　気になるあの症状や不調、血管が原因でした

3章 老けない血管をつくる食事

4章 老けない血管をつくる！ 池谷式・カンタン運動《エクササイズ》

5章　血管が若返る習慣

イラスト　池田須香子

本書は、２０１５年に弊社より刊行された
『人は血管から老化する』（青春新書プレイブックス）に
大幅に加筆のうえ再編集した文庫版です

1章　何歳からでも血管は若返る！

血管は何歳からでも修復できる！

先ほどの血管力セルフチェックや冠動脈疾患と脳卒中のリスクチャートで、「血管力は低下している」「死亡率5％以上」「脳卒中の発症確率20％以上」といった結果が出た方は、ドキッとされたかもしれません。

それこそ、キュッと血管が縮んでしまったかもしれませんね。まずはフーッと息を吐いて、リラックスしましょう。

安心してください。一旦老化した血管でも、若返らせることができます。血管には素晴らしい回復能力が備わっているのです。

正しい生活習慣を身につけることで、多少硬くなったり、狭くなったりしていても、詰まりにくい、切れにくい血管へと修復されていくことがわかっています。しかも、あなたが今、何歳であっても「遅すぎる」ことはありません。

何歳からでも、血管を修復することはできるのです。

70歳のある女性患者さんは、最初にクリニックを受診されたときには、血圧が高く、境界型糖尿病の状態でした。血管年齢を検査してみると80歳で、実年齢より10歳も老化していました。

ところが、体に悪い生活習慣をやめて、睡眠時間をしっかりとり、体にいい食生活に変えてもらったところ、血管年齢は一気に若返りました。なんと、血管年齢45歳にまで若返ったのです。

それだけではありません。肌にハリが出て、見た目も若返っていきました。**80歳から45歳まで若返るというのはかなり顕著な例ですが、珍しいことではありません。**

私のクリニックにいらっしゃる患者さんのなかには、70歳を超えてから生活習慣の見直しに励み、血管年齢がみるみる若返っていった方はたくさんいらっしゃいます。

思い立ったが吉日です。血管のアンチエイジングに励みましょう！

効果はすぐに現れる

血管は、桜の木に似ています。

心臓から出て体の中心をはしる大動脈は桜の幹に、手足へとつながる太めの血管は枝や根に、そして末端に張り巡らされた末梢血管や毛細血管は、葉や花に相当します。

桜の木の幹や枝が年輪を重ねてうねっていくように、人の血管は加齢とともに老化し、大動脈や太い血管はしだいに厚く硬くなっていきます。

このような変化は末梢の血管にも起きるのですが、末梢血管は中枢の大動脈と違い、自律神経によってコントロールされており、環境や状況に応じて拡張したり収縮したりしているのです。老木の桜であっても、花をきれいに咲かせることができるように、加齢にともなって動脈硬化が進んだ老人であっても、正しい生活習慣によって末梢血管をしなやかに開いて、体のすみずみへと血液を送り届けることができるのです。

血管の老化は、悪しき生活習慣によって生理的な範囲を超えて進みます。

しかし、生活習慣の改善や適切な治療を行えば、手入れした老木に花が咲くように、末梢血管がしなやかに開き始めます。このような変化は、肌や内臓といった各臓器の機能を高めるとともに、脳卒中や心筋梗塞などの重大な病気を防ぐことにつながるのです。

末梢血管が開けば、血管全体の抵抗が下がり、血圧が安定します。また、生活習慣の改善は、血糖値や血中脂質の値にまでいい影響を及ぼすので、結果的に中枢の大動脈や太い血管の動脈硬化の予防にもつながるのです。

このような一連の変化が血管年齢の若返りであり、血管力の向上なのです。

血管力とはどういうことなのか、そして血管をしなやかに開かせる方法とはどういうことなのかは、この先でもっとくわしく具体的に紹介していきますが、**血管の若さは、思いのほかカンタンに、速やかに取り戻すことができるのです!**

老化を招く4大悪①喫煙

動脈硬化、がん、認知症、見た目の老化も

血管力について説明する前に、そもそも血管はなぜ老化するのか、説明しましょう。血管を老化させる要因はさまざまありますが、なかでも確実にあなたの血管を老けさせるものが、「喫煙」「高血圧」「脂質代謝異常」「高血糖」の4つです。

そして、これら4つのなかでも、自らがまねく最大のリスクファクター、かつ絶対的悪のエースが「喫煙」です。タバコが健康に悪いのは、もはや言うまでもありませんよね。

なぜ良くないのかと言うと、タバコの煙に含まれるニコチンは、体内に入ると血管を収縮させます。そうすると血圧と心拍数が上昇し、高血圧や動脈硬化を引き起こすのです。

それだけではありません。タバコを吸うと、快感や多幸感を呼び起こす「ドーパミン」というホルモンが脳内で分泌されるのですが、これは見せかけのリラックス

状態で、実際には交感神経が緊張し、体は強いストレスを受けることになります。その強いストレスが血管を狭め、硬くし、さらに高血圧や動脈硬化を助長してしまうのです。その結果引き起こされる事態はかなり深刻。タバコを吸う人は吸わない人に比べて、**狭心症や心筋梗塞を起こすリスクが約3倍高まる**ことがわかっていますし、1日に20本以上吸う人は、心筋梗塞による死亡率が1・7倍も上がるのです。

喫煙が老化させるのは、血管だけではありません。タバコの煙に含まれるタールは発がん性が高く、タバコを吸う人は肺がんや咽頭がん、胃がんなどにもなりやすい。認知症のリスクも高まります。さらに、喫煙は全身の細胞を急速に酸化させて、老化を進めるので、シミやシワが増えたり、歯が抜けたり、見た目の老化も進んでしまいます。

健康診断では、問診票に必ず「タバコを吸うか、吸わないか」を問う欄があります。私も、外来で必ず、「タバコは吸いますか?」と、患者さんに確認します。それは、タバコを吸っているかどうかで、その後の血管の老化の進み具合が大きく変わるからです。

老化を招く4大悪②高血圧

「年齢＋90mmHgまではOK」は昔の話

2つめの悪の要因は、「高血圧」です。

高血圧の悪影響については、みなさんも耳にしたことがあるでしょう。血圧が高いと血管や心臓に負担をかけるとか、動脈硬化を進める……とか。

改めて、血圧とは何かと言うと、心臓から送り出された血液が、血管の壁を押し広げる力のことです。高血圧が続くということは、血管の壁が強く押され続けているということ。

強く押され続ければ、その圧力に耐えるために、もともとはしなやかだった血管が少しずつ厚く硬くなって、その分、血液の通り道が狭くなっていきます。そして、狭くなった通り道を血液がなんとかがんばって通るので、さらに血管に対する圧力は上がり、血管を傷つけてしまう。

その際、特に傷つくのが、血液の流れに直に接している「血管内皮細胞」です。

高血圧の判断の目安

▶**収縮期血圧（上の血圧）**
→心臓が収縮しているときに記録される血圧

▶**拡張期血圧（下の血圧）**
→心臓が拡張しているときに記録される血圧

※ 血圧は「収縮期血圧／拡張期血圧 mmHg」と表記します。

家庭では
135/85 mmHg 以上▶

健診・医療機関では
140/90 mmHg 以上▶

高血圧

※ただし、家庭で125/80mmHg、健診や医療機関で130/85mmHg以上であれば、高血圧予備軍と考えて注意が必要です。

※これはあくまで目安です。正式な診断は、必ず医師を受診して下さい。

大間違い

- **血圧の上下は離れているほうがいい**
- **上の血圧は「年齢＋90mmHg」まではOK**

血管内皮細胞が傷つけられると、そこから血中の脂質などが血管の膜に入り込み、動脈硬化が進みます。動脈硬化が進めば、さらに高い圧力をかけなければ血液が巡らなくなり、もっと血圧が上がり、そうすると血管がさらにダメージを受けて動脈硬化が進み……と、すっかり負のスパイラルに入ってしまうのです。

「血圧がやや高いな」と気づいたときに対処すれば、こうした負のスパイラルに入る前に抜け出すことができます。

ところで、血圧に関して、間違った説を信じている人も結構います。

たとえば、**「上の血圧と下の血圧は離れているほうがよい」。これ、まったくの誤解です。誤解どころか、真実は逆です。**

高血圧の場合、上の血圧と下の血圧が離れているほど、幹の部分である大動脈が硬くなったことを意味しています。**「上の血圧－《マイナス》下の血圧」（脈圧と言います）が60㎜Hg以上の人は要注意です。**

また、「上の血圧は『年齢＋90㎜Hg』までは問題ない」という説をいまだに信じている人もいますが、これは一昔前に言われていたこと。現在の医学では、すでに否定されています。

老化を招く4大悪③脂質代謝異常

「コレステロールが高いほど長生き」は大間違い

血管を老けさせる3つ目の要因は「脂質代謝異常」です。以前は高脂血症と呼ばれていました。一般の方には高脂血症という名前のほうがわかりやすいかもしれません。脂質代謝異常とは、脂質のなかでも〝悪玉〟と呼ばれる「LDLコレステロール」、「中性脂肪」が多すぎる、または〝善玉〟と呼ばれる「HDLコレステロール」が少なすぎる状態のことです。

悪玉のLDLコレステロールは、肝臓から全身へコレステロールを運ぶ役割を担っていますが、増えすぎると余分なコレステロールを血液中に置いてきぼりにしてしまいます。善玉のHDLコレステロールが、この置き去りにされたコレステロールを回収して肝臓に戻してくれるのですが、量が多すぎると回収しきれません。

そして回収されなかったコレステロールは、血管にできた傷から血管の壁に入り込んでたまってしまう。これが酸化されて変性すると動脈硬化が進行するのです。

一方、中性脂肪のほうはどうかと言えば、中性脂肪が血液中に増えると、善玉のＨＤＬコレステロールが減ってしまいます。同時に、悪玉のＬＤＬコレステロールが小型化して、血管の壁に入りやすくなってしまう。そうすると、ますます動脈硬化が進みやすくなります。さらに、余った中性脂肪自体も変質して、血管の壁に入り込み、血管にできるコブの材料になります。

最近では、「コレステロール値が高いのは問題ない」「コレステロールが高いほど長生きする」などと発信する医師もいて、「そうなの？」と疑問に思った方もいるでしょう。

確かに、悪玉と呼ばれるＬＤＬコレステロールも中性脂肪も、それぞれに役割を持っていて、必要な成分であることは間違いありません。コレステロールは細胞膜や胆汁酸（脂肪の消化吸収を助けるもの）、ホルモンの材料になりますし、中性脂肪には脂肪として体内に溜まり、貯蔵用のエネルギーになったり、体温を一定に保つ、外部からの衝撃を和らげるといった働きがあります。

それぞれ重要な役割を持つことは事実ですが、コレステロールは体内でもつくられますし、多すぎて血液中に残ってしまうようだと悪影響のほうが大きいのです。

脂質代謝異常の判断の目安

LDL コレステロール 140mg/dl 以上	▶	高LDLコレステロール血症
HDL コレステロール 40mg/dl 未満	▶	低LDLコレステロール血症
中性脂肪（トリグリセライド）150mg/dl 以上	▶	高トリグリセライド血症
上記のいずれかひとつでも該当すれば	▶	脂質異常症

※ただし、LDL コレステロール 120mg/dl以上であれば、
　脂質異常症の予備軍と考えて注意が必要です。

※他の値も、境界値に近い場合には要注意です。

※これはあくまで目安です。正式な診断は、必ず医師を受診して下さい。

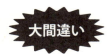

大間違い

コレステロール値は
・高くてもＯＫ
・高いほど長生きする

老化を招く4大悪④高血糖

食後高血糖ですでに血管にはダメージが……！

4つ目の悪の要因は、「高血糖」です。高血糖とは、血液中のブドウ糖の濃度が高い状態のこと。

食事で炭水化物や甘いものを摂ると、体内でブドウ糖に分解されて吸収されていきます。そのため、食後は血液中のブドウ糖濃度（血糖値）が高まるのですが、すい臓から分泌されるインスリンの働きによって血糖値は一定の範囲内におさまるようになっています。たとえ、暴飲暴食しても、インスリンが正常に分泌されて働いてくれる限りは、血糖値がこの範囲から大きく外れることはないようになっているのです。

ところが、暴飲暴食、運動不足の日々が続いたら？

インスリンの効きが悪くなったり、すい臓からのインスリンの分泌が遅れたり不足したりして、血糖値が一定範囲に収まらなくなってしまいます。

糖尿病の判断の目安

▶ 血糖値（早朝空腹時のもの）

126 mg/dl以上は「糖尿病型」

▶ ヘモグロビンA1c（HbA1c）

6.5 以上は「糖尿病型」

※ヘモグロビンA1c は特定健診（いわゆるメタボ検診）で検査されます

上記２つの「糖尿病型」が確認されると

▼

糖尿病

※ただし、血糖値（早朝空腹時のもの）が100mg/dl 以上か、ヘモグロビン A1c が 5.6 以上のいずれかがあれば糖尿病予備軍と考えて注意が必要です。

※これはあくまで目安です。正式な診断は、必ず医師におこなってもらいましょう。

最初のうちは、食後だけ血糖値が高い「食後高血糖」という状態で、さらに進むと空腹時まで血糖値が高くなり、りっぱな糖尿病に。

ただし、血管への悪影響は、糖尿病になる前の食後高血糖の段階からすでに始まっていますから、注意が必要です。この食後高血糖は、空腹時の血糖値を測る健康診断では見つからないことから、**「かくれ高血糖」**と呼ばれています。

そもそも、なぜ高血糖が体に悪いのでしょうか?

血液中に余った糖質は、タンパク質と結びついて「終末糖化産物(AGEs:エイジス)」と呼ばれる物質に変わります。これが、体にとってとてもよくない。

AGEsは、活性酸素を発生させて、血管を傷つけます。さらに血管壁のなかにも侵入し、すでに血管内部に入り込んでいたLDLコレステロールを酸化させ、動脈硬化をより進めてしまうのです。

余分な糖質がタンパク質と結びついてAGEsを生み出す反応を「糖化」と言いますが、この糖化は、酸化の原因となり、細胞を老化させる最大の犯人です。

血圧、コレステロールがちょっと高めな人の10年後は？

血圧はちょっと高いほうがいい。

コレステロール値も、高くて構わない。

こうした風潮を後押ししたのが、２０１４年に人間ドック学会が報告した新基準でした。人間ドック受診者約１５０万人のデータのなかから、「重大な病気にかかったことがない」「常用している薬がない」「タバコを吸わない」「お酒も1日1合未満」などの条件を満たす健康な人約34万人を選び出し、さらに条件をつけて選び抜いた「スーパーノーマル（超健康人）」約1万5千人のデータをもとに作成した基準です。

スーパーノーマルの人たちを調べてみると、血圧は、上が「88〜１４７」、下が「51〜94」で、従来言われている「１４０／90以上は高血圧」という基準値よりも少し高かったのです。

ＬＤＬコレステロールはもっと差があり、スーパーノーマルの人たちは、
男性「72〜１７８」

女性「30〜44歳：61〜１５２」

「45〜64歳：73〜１８３」

「65〜80歳：84〜１９０」

という結果でした。


従来のＬＤＬコレステロールの基準値は、「60〜１３９」ですから、ずいぶん高い印象です。この報告を鵜呑みにして、「高血圧は治療しなくていいの？」「コレステロールも治療しなくていいの？」と、大騒ぎになりました。

しかし、これは、「今、健康な人たち」の検査値であって、「これからも心配ない人たち」ではありません。なぜなら、私たちが普段の診察で出会う、動脈硬化が進んで倒れた患者さんの検査結果を見ると、10年前、20年前に、まさに「今、スーパーノーマルの人たち」くらいの値だったりするのです。

自覚症状はないけれど、血圧がちょっと高かった、コレステロールがちょっと高

かった人たちが、10年、20年経って、動脈硬化を悪化させて、心筋梗塞や脳卒中などの「血管事故」を起こして救急車で運ばれてきます。

つまり、「今、健康であること」と、「10年後も健康であること」は違います。10年後の病気を見逃さないようにするには、基準値をあまり緩くしてはいけないのです。

ですから、10年前、20年前から血圧がちょっと高い、コレステロールがちょっと高いという状態だった人は、やっぱり気をつけなければいけなかったということなのです。

◆健康診断を受けない人は「スーパーアブノーマル」

血圧にしても、コレステロール値にしても、基準値から外れているからといって、すぐに薬を処方するわけではありません。高齢であれば多少高くても問題はないでしょうし、喫煙など、他に動脈硬化を進める要因が特になければ「このまま経過をみましょうか」と話すこともあります。薬を出す前に、まずは生活習慣の改善についてアドバイスを行い、それだけで治療が済んでしまうことも、よくあります。

このように、基準値から外れているからといって、すぐに薬物治療を必要とするわけではないのです。

しかし、血圧やコレステロールの値を知ることはとても大事です。少し高いということがわかれば、10年先、20年先のことを考えて生活習慣を変えるきっかけになるからです。つまり、「少し高い」という結果そのものよりも、「少し高いんだな」と認識することが大切なのです。

そういう意味では、そもそも健康診断も人間ドックも受けていない人というのは、動脈硬化のはじまりに気づくチャンスをみすみす逃しているようなもの。悪い兆候を早めにキャッチすれば、いくらでも準備のしようがあります。

でも、知らなければ、悪い生活習慣をそのまま続けていくことになるでしょう。

人間ドックでまったく異常がない人を「スーパーノーマル」と呼びますが、私は、そもそも健診も人間ドックも受けていない人は「スーパーアブノーマル」だと思います。

「4大悪＋肥満」で、血管事故は243倍に！

喫煙、高血圧、脂質代謝異常、高血糖という4大悪。これらがそろうと、心筋梗塞や脳卒中などの血管事故を起こす確率が、グンと上がります。

健康な人が血管事故を起こす危険度を「1」とした場合、4大悪を一つでも持っていると3倍に、2つ持っていると「3×3」で9倍に、3つ持っていると「3×3×3」で27倍に、4つそろっていると「3×3×3×3」で81倍に。考えただけでも恐ろしいですね。

これらの4大悪に、お腹まわりにぽっこり脂肪がつくタイプの「内臓脂肪型肥満」が加わると、さらに危険です。内臓脂肪が増えすぎると、さまざまな余計なホルモンが分泌され、糖質、脂質などを体内で利用するための代謝機能に異常が生じて、高血糖、高血圧、脂質代謝異常を引き起こしやすくなるのです。

また、若い頃にやせていて、急に中年太りをした人はさらに危険。脂肪をためておく場所が少ないため、普通であればつかない場所にも脂肪がついてしまうのです。実は、心臓のまわりにも脂肪がつきます。これは**「エイリアン脂肪」**と呼ばれています。

心臓の周りについたエイリアン脂肪は、毛細血管を伸ばして、心臓の筋肉に酸素や栄養を送っている「冠動脈」につきさし、毒素を送り込むのです。これが、冠動脈の動脈硬化を急速に進めます。

4大悪にこの内臓脂肪型肥満が加わると、血管事故の危険度は健康な人に比べて、「3×3×3×3×3」で、なんと243倍に！

いつ血管事故を起こして倒れてもおかしくありません。「老けやすい」どころか、「突然死しやすい」のです。

でも、こうも考えられます。**これらの要因を一つずつ減らしていけば、血管事故が起こる危険性を3分の1ずつ減らせる。**2つの要因を取り除けば9分の1に、3つの要因を取り除けば27分の1になるのですから、すごいと思いませんか？

肥満の指標

▶肥満かどうかは、BMIという値で判断します。

BMI ＝ 体重（kg）÷（身長m×身長m）

標準体重＝（身長m×身長m）×22

ちなみに、日本肥満学会のBMI判定基準は以下のとおりです。

BMI 18.5 未満：やせ
BMI 22：標準体重
BMI 18.5 以上 25 未満：普通体重
BMI 25 以上：肥満

ここでメタボ（メタボリックシンドローム）の基準をチェックしておきましょう。

まず、へその高さで測った腹囲が、
・男性は85センチ以上
・女性は90センチ以上

これに加えて、次のうち２つ以上が当てはまると、メタボと判断されます。
・血圧　収縮期血圧１３０㎜Hg以上または、拡張期血圧85㎜Hg以上
・空腹時血糖値　１１０mg／dL以上
・中性脂肪　１５０mg／dL以上または
ＨＤＬコレステロール　40mg／dL未満

あなたは大丈夫でしたでしょうか。

３章以降で紹介する、血管が若返る食事、運動、生活習慣を取り入れて、血管を老化させる「喫煙」「高血圧」「脂質代謝異常」「高血糖」「肥満」を遠ざけること。

それが、〝老けない人〟になる近道です。

「血管年齢が若ければOK」ではありません

血管が老化する理由がわかったところで、血管が若返るとはどういうことなのか、具体的に説明しましょう。大事なポイントなので、ゆっくり読んでください。

「血管の力が若返る」と言うと、まず思い浮かべるのが、**「血管年齢」**でしょう。テレビの健康番組でもよく話題に出てくるので、血管年齢という言葉はすっかり一般的になりました。この章の冒頭で紹介した70歳の女性のエピソードでも、血管年齢をひとつの指標として紹介しましたよね。でも、厳密には、「血管の力＝血管年齢」ではありません。

そもそも血管年齢とは何でしょうか？　人間ドックや健康診断、あるいはクリニックで行われる「血管年齢検査」では、「血管の壁の硬さ（＝血管のしなやかさ）」を測り、その結果から「何歳相当なのか」を数値化しています。血管のしなやかさが、年齢とともに変わっていく（硬くなっていく）のが自然な老いなので、「このくらいのしなやかさ（硬さ）であれば○歳相当」と、推定するわけです。

この血管年齢検査には、具体的には2種類あります。

・「加速度脈波検査」
手の人差し指をパソコンのマウスのような形をしたセンサーに入れて、指先の脈波形を記録し、その結果を数値化して血管年齢を推定する

・「脈波速度検査」
左右の上腕、足首で血圧と脈波を測り、動脈内を脈がどのくらいの速さで伝わったのかを計測する。動脈が硬くなるほど脈波が血管内を速く伝わるため、その速さから血管年齢を推定する

脈波というのは、脈の形のこと。心臓から動脈に向けて血液がリズミカルに送り出されると、ドクドクと脈が生じます。脈を打っている血管にセンサーを当てて、その圧の変化を波形として描いたのが、脈波です。

◆「若々しい血管」2つの条件

なぜ、血管年齢だけでは本当の血管の力が測れないのかと言うと、**血管年齢検査では初期の動脈硬化が見逃されやすい**からです。

動脈硬化の初期段階では、血管そのものは硬くなっていなくて、やわらかいコブができます。こうした状態の場合、血管のしなやかさ（硬さ）を測る血管年齢検査では、「若い」と評価されてしまうのです。

逆に、寝不足やストレス、緊張などで一時的にキュッと血管が収縮していると硬くなるので、血管年齢は高く出ます。タイヤのゴムにパンパンに空気を入れたら、硬く感じますよね。それと同じで、素材そのものが硬くなっていなくても、そのときの状態によって硬くなるのです。

ですから普段の診療のなかで血管年齢をみるときには、10〜15分くらいじっと座ってもらって、リラックスしていただいてから測るようにしています。そして「血圧は高くないですか？　寝不足じゃないですか？」などと確認してから結果を評価します。

こうしたズレがあるので、「あなたの血管が本当に若いのか、老化してしまっているのか」を知るには、血管年齢だけでは足りないのです。私は、「血管が若い」と言うには、次の2つのポイントが大事だと考えています。

①血管全体がしなやかであること

②血管の内側がなめらかで、血液をスムーズに循環させることができること

この両方を合わせた力を、私は**「血管力」**と呼んでいます。

血管年齢は、①のしなやかさを測る検査ですよね。②を測るには、別の検査が必要。それが、「頸動脈エコー検査」です。

これは、首の動脈（頸動脈）に超音波をあてて、動脈の状態を調べるというもの。血管の内側にコブができていないか、血管の内腔が狭くなっていないかなどを観察することができます。もちろん、まだやわらかいコブでも見つかります。

血管を若返らせるとは、つまりは、血管力を高めるということなのです。**血管年齢の結果だけで一喜一憂するのではなく、ぜひ両方のポイントをみてください。**

「血液サラサラなら大丈夫」ではありません

血管の若返りと言えば、「血液サラサラ」「血液ドロドロ」という表現もよく耳にしますよね。テレビの健康番組でも、「血液をサラサラにするには……」といった話がよく出てきます。私のクリニックにも、「先生、私の血液はサラサラでしょうか、ドロドロでしょうか？」と、血液の状態を気にされている患者さんがいます。

血液がサラサラかドロドロかは、「血液流動性検査」で調べることができます。これは、患者さんから採取した血液を、毛細血管に似せてつくったシリコン製の装置に流し、その様子を顕微鏡で２０００倍に拡大して見るというもの。健康な血液は、上から下にサラサラと流れるのですが、白血球の粘り気が強くなったり血小板が固まりやすくなっていると、ドロドロと流れている様子が見て取れます。

血液はドロドロしているより、サラサラしているほうがいい。それは間違いありません。この検査を行って調べてみると、健康的な生活を送っていて生活習慣病のない人ほど血液はサラサラになり、逆に、タバコを吸っていたりストレスが多かったり、血糖値が高かったりする人ほど血液がドロドロになる傾向があります。

ただし、「サラサラなら大丈夫」と、太鼓判を押すことはできません。なぜなら、血液サラサラであったとしても、動脈硬化が進んでいるということはあるからです。

しかも、前述の検査により、サラサラな血液と判断されても、血栓はできるのです。もっと言えば、**血液はサラサラなのに、できた血栓が血管を詰まらせて、心筋梗塞などの深刻な血管事故を起こし突然パタッと倒れるなんてことも、十分にあり得るのです。**

巷には、「タマネギは血液をサラサラにする」「肉ばかり食べていると血液がドロドロになる」といった情報が溢れていますが、大切なのは、〝血液の状態〟よりも、〝血管のコンディション（血管力）〟です。

血管力を上げる生活を送っていれば、結果的に血液もサラサラになります。

サラサラは結果であって目的ではありません。めざすべき方向を間違わないでほしいのです。

スイートメモリー……若い頃の不摂生が体質を変える

血管はいくつになっても若返る。

しかも、すぐに若返る。

こう聞けば、ついつい楽をしがちな私たちは、「だったら、まだ放っておいていいや。今、生活習慣を変えなくてもいいや」なんて思ってしまうかもしれません。しかし、そういうわけにはいかないのです。

なぜでしょうか。

ひとつは、そんな悠長なことは言っていられないから。血管が破れたり、血管が詰まったりという「血管事故」を起こしてからでは遅いのです。血管事故を起こさないよう、早めに血管力を上げておかなければいけません。

もう一つの理由は、「スイートメモリー」と呼ばれる現象です。

松田聖子さんが歌った「SWEET MEMORIES（スイートメモリーズ）」は、別れた恋人に再会して甘い記憶を思い出すという切なく美しい歌でしたが、ここで言う「スイートメモリー」は、私たちにとって困った、残念ながら美しくない記憶です。

若い頃から甘いものばかり食べて、血糖値が高い状態が長年続いていると、糖を代謝する作用を持つ遺伝子の働きが弱まり、生まれつきの体質よりも糖尿病になりやすくなったり、血管病を起こしやすくなるというもの。慶應義塾大学医学部の伊藤裕先生が、名付け親です。

以前は、遺伝子の働きは死ぬまで変わらないと考えられていましたが、最近の研究で、その人の生活習慣や置かれた環境などによって、遺伝子の働く度合いが変わることがわかってきました。これを「エピジェネティクス」と呼びます。

甘いものばかり長年食べていると、その記憶が体に刻まれてしまって、持って生まれた体質以上に、糖尿病や血管病を起こしやすくなってしまうのです。

ですから、血管の若返りは何歳からでも可能とはいえ、不都合な〝甘い記憶〟を体に刻まないように、なるべく早く取り組むに越したことはありません。

なぜ、40代から突然死に備えるべきなのか？

血管力はいくつになっても若返りますが、「スイートメモリー」のことを考えると、体を老化させる悪い生活習慣からなるべく早く抜け出したいものです。

「何歳から、血管の老化に気をつけるべきですか？」

「いつ頃から、生活習慣を見直すべきですか？」

と聞かれれば、早いに越したことはないものの、強いて言えば、

「40代が分かれ道です」

と、答えています。理由はいくつかあって、まず**女性の場合、40代にもなると女性ホルモン「エストロゲン」の分泌能力が衰えはじめています。**血管が老化しないように守ってくれているエストロゲンが減ると、動脈硬化が進みやすくなるのです。

だから、40代が分かれ道。

一方、エストロゲンの恩恵を受けられない男性は、暴飲暴食、運動不足といった

悪い生活習慣を続けていると、すでに20歳前後から動脈硬化が始まっています。なかには、小学生のころからすでに血管の壁に脂肪などがついている子も。

通常、動脈硬化が始まってから血管事故を起こすまでには、10～20年の開きがあります。20代、30代から血管が硬く厚くなり老い始めているとすれば、40歳くらいになると、いつ血管事故を起こしてもおかしくないほど、りっぱな動脈硬化が完成してしまうわけです。

実際、脳内の細い動脈が切れて出血する「脳出血」、脳動脈にできたコブが破裂して脳とくも膜の間に出血する「くも膜下出血」が起こるのは、40代、50代がもっとも多いのです。脳動脈が詰まる「脳梗塞」は、60代から増えます。

一方、心臓は、心臓に血液を供給する冠動脈が狭くなる「狭心症」と、冠動脈がすっかり詰まってしまう「心筋梗塞」が代表的で、どちらも30代から加齢とともに増え始め、男性では60代、女性では70代がピークです。

日本人の死因でもっとも多いのは、がんですが、2位が心疾患、3位が脳血管疾患、4位が老衰、5位が肺炎、6位が不慮の事故、7位が誤嚥《ごえん》性肺炎、8位が腎不全です。全体のおよそ3割ががんで亡くなるので、がんばかりが注目されがちですが、2位の心疾患、3位の脳血管疾患、8位の腎不全は、いずれも血管が直接かかわる病気。血管の老化からはじまる突然死です。

また、突然死を免れても、血管事故の後遺症で寝たきりに……ということも。寝たきりになる原因のおよそ4分の1が脳卒中なのです。認知症から寝たきりになることも多いのですが、血管事故がきっかけで認知症を発症することも少なくありません。

人間の血管というのは、枝葉の部分にあたる毛細血管から先に老化が始まり、幹にあたる大動脈は50代、60代から急速に老化します。幹の部分の老化が大きな血管事故につながるので、幹まで老化する前に若返りに励まなければいけません。

ちょうど人生の折り返し地点にあたる40代は、「若さの消費期限」でもあります。まだまだ若いと思っているかもしれませんが、体内ではこわい老化がすでに始まっていると考えたほうがいいでしょう。

すでに40代をとっくに過ぎている方は、今まで何も起こらなかったことに感謝しつつ、いますぐ血管力アップに励みましょう！

血管若返りのカギを握る「血管内皮細胞」と「NO《エヌオー》」

では、血管力を上げるにはどうしたらいいのでしょうか。カギになるのは、「血管内皮細胞」と「NO（一酸化窒素《ちっそ》）」です。

血管内皮細胞とは、血管のもっとも内側の「内膜」にびっしりと並んでいる細胞です。この血管内皮細胞が傷つけられることが、血管が老いる第一歩なのです。血管内皮細胞は、血管にとってかなり大切な働きを担っています。

①血管内膜の表面を覆い、たがいに結合して血液が外に漏れ出るのを防ぐ
②血液から必要な成分だけを取り込む
③血管内で血液がスムーズに流れるように、血が固まるのを防ぐ
④血管壁が破れて血が出たときに、血液を凝固させて出血を止める
⑤白血球やコレステロールが血管についたり、壁のなかに入るのを調整する

⑥血管の中膜を構成する平滑筋を収縮・弛緩させてスムーズな血流を確保する
⑦血管を拡張させるNOを分泌する
⑧血管の組織をつくるのに必要な「細胞増殖因子」を生み出す。何らかの原因で傷ついた血管も、この細胞増殖因子によって修復される

これらはすべて、血管内皮細胞が担っている役割です。広範囲にわたっていることがおわかりいただけたでしょうか。これだけの役割を担っているからこそ、血管内皮細胞が傷つけられ、機能が衰えれば、血管のしなやかさが失われたり、動脈硬化が進みやすくなったり、血管が詰まりやすくなったり、次々と困ったことが起こるのです。

◆血管のメンテナンス係「NO」とは何か

では、傷ついた血管内皮細胞の機能を上げ、血管を守るには？

ここで、重要なのが、「NO」です。NOのいちばんの役割は、血管を広げて血流をよくし、血圧を安定させてくれるということ。このNOが体内で行っている機

能がはじめて明らかになったのは1980年代と意外にも最近のことで、発見者である米国カリフォルニア大学ロサンゼルス校のルイス・イグナロ教授は1998年にノーベル医学・生理学賞を受賞しています。それだけ画期的な発見だったのです。

NOが持つもう一つの大事な役割は、傷ついた血管を修復してくれるということ。血管内の炎症やコブを修復し、動脈硬化が進むのをおさえてくれます。また、血小板が集まって血栓をつくるのを防ぎ、血管が詰まる原因を取り除く働きもあります。NOはまさに血管の〝メンテナンス係〟なのです。そんなNOの分泌量が低下すると、血管はお手入れされないまま、放置されることになります。

ただ、そもそもNOというのは、血管内皮細胞が分泌しているんでしたよね。つまりは、血管内皮細胞が衰えて、何も手を打たなければ、NOの分泌量も減る。そしてNOが減れば、もっと血管内皮細胞の障害も進んで……と悪循環に陥るのですが、ここで朗報です。

NOの分泌は、ちょっとしたコツで意図的に増やすことができます！

その具体的な方法を今すぐに知りたいという方は、4章にお進みください。

2章　気になるあの症状や不調、血管が原因でした

血管と見た目の年齢は比例している

30歳を超えるあたりから、同窓会などで同級生が集まると、「アイツ、ずいぶんオジサン（オバサン）になったな」と思う人と、「若い！　変わらないな」と思う人にすっかり2分されてきた気がしませんか？

私はと言えば、お恥ずかしいのですが、20代の後半からオジサン化が進んでいました。今でこそ、ありがたいことに「肌ツヤがいいですね」「お若く見えますね」なんて言っていただけるのですが、当時は、お腹まわりにぽっこりと脂肪がついて、体重は増える一方。まだ20代にもかかわらず、抜け毛まで気になっていました。

あるとき一念発起して自分の生活習慣を見直し今に至っているのですが、そこらへんのお話は3章以降で詳しく書くとして、とにかく同じ年齢でも老けてみえる人と、若くみえる人がいますよね。同じように、体も、実年齢よりも老けている人と若い人がいます。そして、**見た目の年齢と、体の年齢は、結構比例しているのです。**

言うまでもありませんが、カギを握るのが、血管です。

血管が老いると、動脈硬化が進んで、心筋梗塞や脳卒中などの重大な病気を引き起こすだけでなく、全身の老化を加速させます。理由はごく簡単です。

血管が、「全身のあらゆる臓器に栄養や酸素を送るという重要な役割を担っている」から。逆に言えば、**全身のあらゆる臓器、細胞は、血管で養われているのです。**

私はよく桜の木にたとえます。水分や栄養が枝葉まで行きわたっていない桜の木は、まばらにしか花を咲かせることができません。でも水分や栄養が全体にいきわたると、枝葉がしなやかに開き、大きく広がった枝に満開の花を咲かせてくれます。

私たちの体も同じです。

栄養や酸素を運ぶ血液が全身の血管をスムーズに駆け巡れば、全身を構成する37兆個もの細胞に、十分な栄養や酸素がいきわたり、新陳代謝が行われます。逆に、栄養や酸素がスムーズにいきわたらなければ、細胞の新陳代謝がうまく行われず、全身が老化してしまうのです。

人は血管から老化する。あなたの体が老けているのか、若さを保てているのか。その答えは、血管が知っているのです。

1分で読める血管のキホン

ここで、血管について基本的なことをおさらいしましょう。

血管は、全身に血液を循環させる器官です。全身に張り巡らされた血管を一本に延ばすと、9~10万キロメートルにもなります。地球の一周が約4万キロメートルなので、なんと2周半ほど。

この血管は、「動脈」「静脈」「毛細血管」の大きく3種類に分けられます。

動脈は心臓から出た血液を末端まで運ぶ血管のことで、静脈は血液を心臓に送り返す血管のこと。動脈の終わり、静脈の始まりはどちらも細くなっていて、細い動脈と細い静脈を結ぶ網目状の細い血管が、毛細血管です。毛細血管は、血管全体の9割以上を占め、全身の組織に張り巡らされています。

心臓から飛び出した血液は、全身の動脈を駆け巡って、酸素や栄養を届け、代わりに二酸化炭素と老廃物を回収して、静脈に乗って、再び心臓に戻ってきます。

〔動脈〕

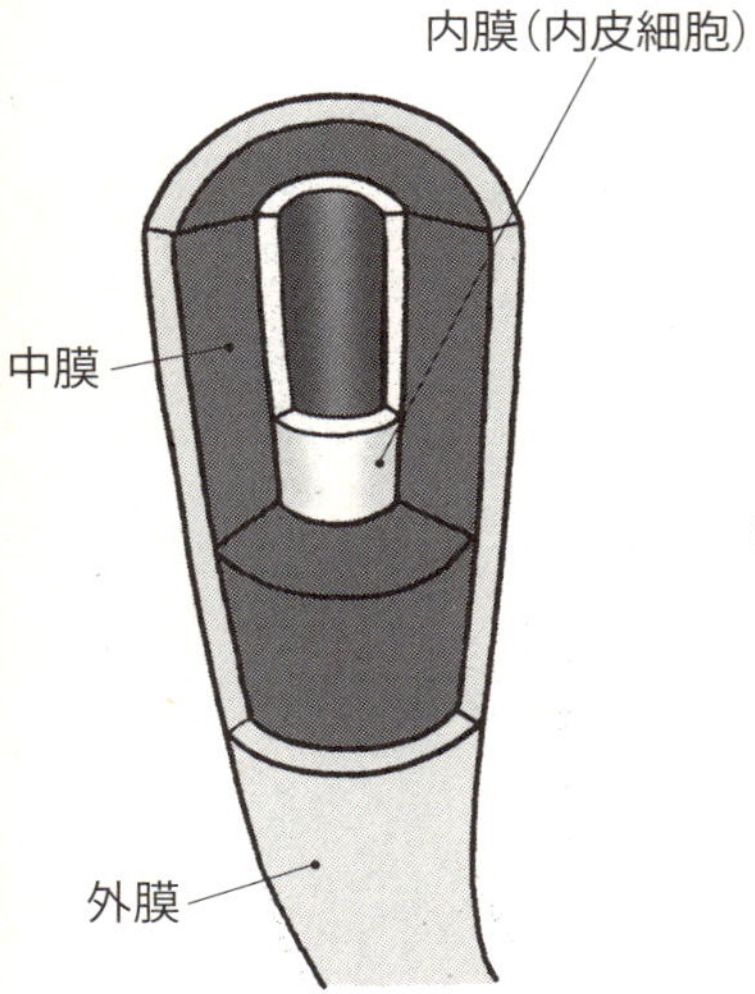

〔静脈〕

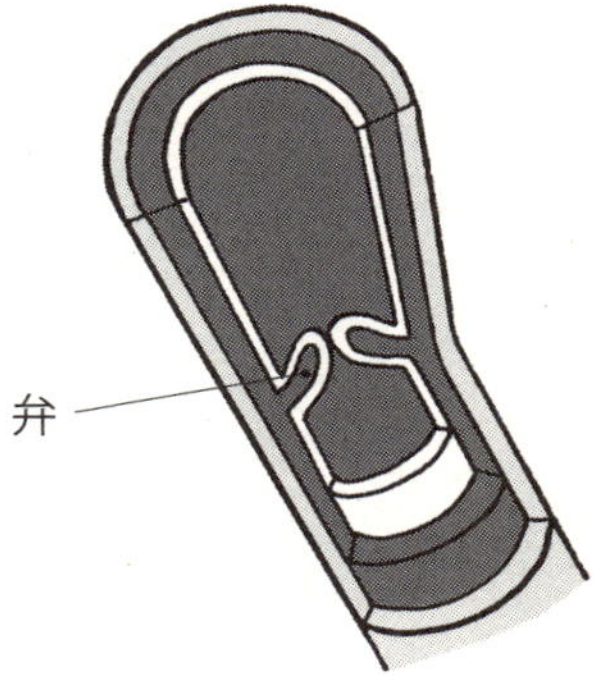

〔毛細血管〕

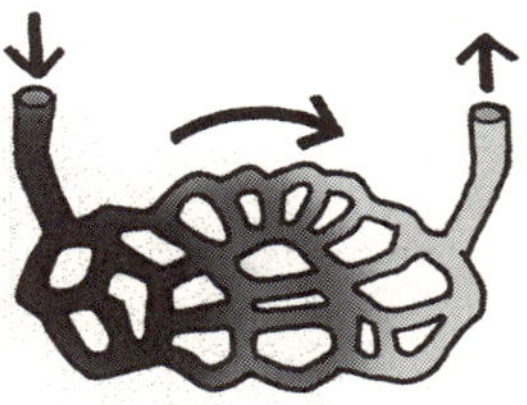

所要時間は、たったの60秒ほど。結構働き者なのです。

動脈と静脈は、内側から、「内膜」「中膜」「外膜」という3層構造でできています。外膜は、外部からの衝撃や圧力から血管内部を守るバリアーのようなもの。中膜は、弾性繊維と平滑筋という筋肉組織でできていて、血管を収縮・拡張させて、血流や血圧をコントロールしています。

そして、いちばん内側にあたる内膜は、血液と直に接する層です。

この内膜の内側には、「内皮細胞」というユニークな細胞がびっしりと並び、さまざまな働きをしてくれています。血液や血管の機能をコントロールする一酸化窒素（NO）を分泌したり、血圧を調整したり、血管の炎症をおさえたり、大活躍です。血管力のカギを握るのが、内皮細胞とNOなので、頭の片隅に入れておいてください。

毛細血管は、この内膜だけの一層でできていて、全身の細胞は、うすい内膜のすき間から血液中の酸素や栄養を取り入れたり、二酸化炭素や老廃物を戻したりして、新陳代謝をしています。

脳梗塞や心筋梗塞は、コブが大きくなるまえに起こりやすい

血管の老化は、血管の内皮の内側にびっしりと並んでいる血管内皮細胞が傷つけられることから始まります。

①高血圧・高血糖・高コレステロールなどにより、内皮細胞が傷つく

↓

②傷ついた部分に白血球がくっついて、細胞のすきまから内膜の中に侵入する

↓

③白血球は内膜の中で、老廃物を食べて処理する細胞（マクロファージ）になる

↓

④血液中に過剰なコレステロールがあると、内膜の傷から侵入し、それが活性酸素により酸化する

⑤　③のマクロファージは、④の酸化した悪玉コレステロールを異物とみなし捕食する

↓

⑥　⑤のマクロファージは、内部に脂をため込んだ泡沫細胞に変化する

↓

⑦　血管の壁に⑥の泡沫細胞がたくさん蓄積し、お粥《かゆ》状の脂を含んだコブができる

↓

⑧　コブの部分は、血管の壁が厚くなり、しなやかさを失い、硬くなる。その結果、血液の通り道が狭くなる。

◆サイレントキラー……初期の動脈硬化は自覚症状がない

血管は「サイレントキラー」と呼ばれることがあります。日本語にすれば、静かなる殺し屋、です。なぜそんな物騒な呼び名があるのかと言うと、自覚症状のない初期の動脈硬化が、急性心筋梗塞などの大変な血管事故を起こすことが多々あるからです。

動脈硬化は、10年、20年の年月をかけて進んでいきます。

動脈硬化の初期段階では、コブはまだ小さく、血液が流れる内腔もある程度は保たれています。ところが、なんの対処もせずにそのままにしていると、内腔が4分の3になり、半分になり、4分の1になり、10分の1になり……と、どんどん狭まっていくのです。

こう聞くと、心筋梗塞のような血管事故は、4分の1、10分の1にまで狭くなって、やがて完全に閉塞したときに起こるのだろう、と思うでしょう。ところが実際は、**血管が詰まるタイプの血管事故は、内腔が4分の1程度しか狭まっていないような、コブがそれほど大きくなっていない段階で、もっとも起こりやすいのです。**

理由は、コブの大きさではなくて、安定度にあります。つまり、コブは小さくても、表面が傷つきやすく崩れやすければ、血管事故が発生しやすいのです。

ひとたびコブが傷つけば、そこに血小板が集まり、血液のかたまりができて、内腔が閉塞してしまいます。この血液のかたまりを血栓と呼びますが、血栓が冠動脈に生じれば心筋梗塞を、脳動脈に生じれば脳梗塞を引き起こすのです。

血管が詰まる病気

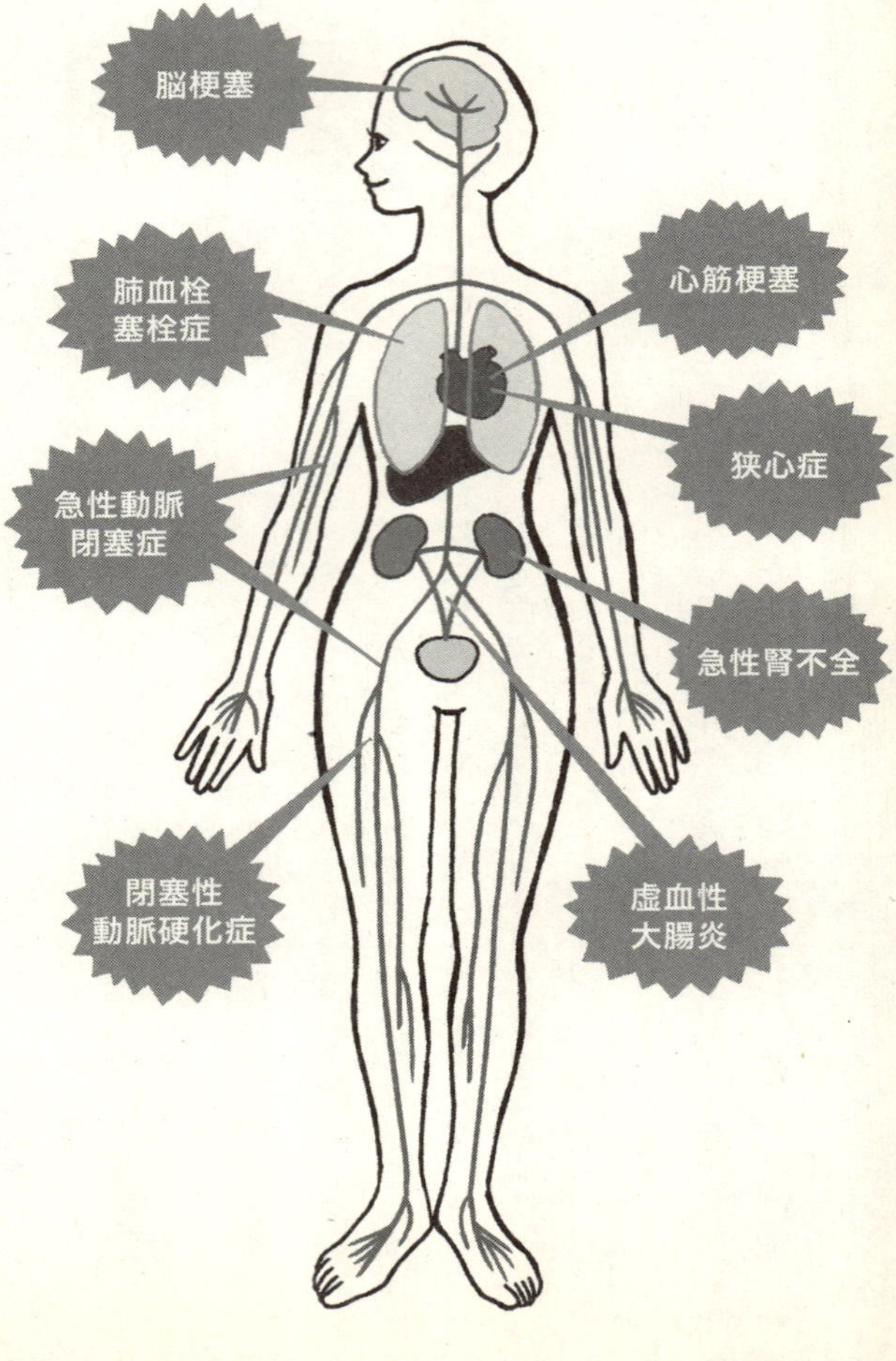

血管が切れる病気

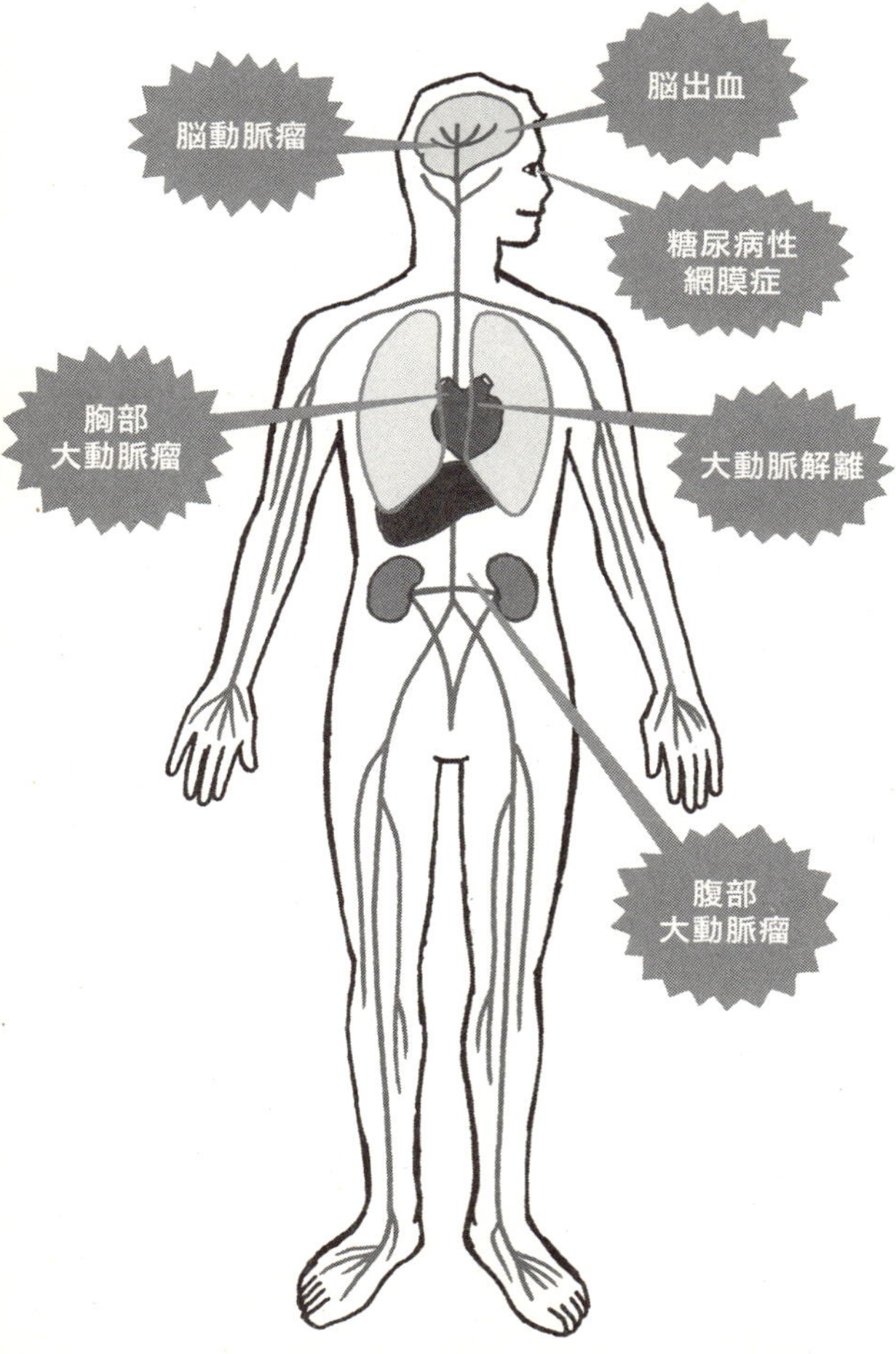

ところが、サイレントキラーと呼ばれるとおり、まだ血管の内腔が狭くなっていない初期の動脈硬化は、はっきりとした自覚症状が現れません。だからこそ、心筋梗塞や脳卒中など、血管病の最終段階が突然起こるのです。正確に言えば、「突然起こったように感じる」のです。

確かに動脈硬化の初期段階は、検査をしなければわかりにくいのですが、長年、多くの患者さんを診てきた医者として、ぜひみなさんに知ってほしいことがあります。

それは、**血管年齢が老化するときには、一見、血管とは関連性のないような症状を伴っていることが多い**ということ。ぜひそうした不調を血管が出しているＳＯＳとして、受け止めてほしいのです。

では、次項からは、血管が老いると、どんなＳＯＳが出るのか、具体的にみていきましょう。

なぜか疲れがとれない、がんばりがきかない

くり返しますが、私は、血管の老化はある程度は察知できると思っています。なぜなら、血管そのものに対する自覚症状はなくても、血管は全身の臓器・細胞を養っている器官だからこそ、血管が老いれば、全身に何らかの不調が現れるからです。

たとえば、特に理由はないのに、疲れが続くということ、ありませんか？　仕事で残業が続いていたとか、睡眠時間が短かったとか、ストレスになる出来事があったとか、何らかの理由があって、一時的に疲れているのなら、問題はありません。でも、なぜだかだらだらと疲れが続くのなら、あなたの血管の老化が進んでいるのかもしれません。

血管が老化し、血液の流れが滞った結果、酸素や栄養の受け渡し、老廃物の排泄がスムーズにできなくなり、疲れやすくなったり、だるくなったりすることも考え

られるからです。

血管の老化が進むと疲れやすくなるというのは、私自身の経験からも思い当たります。

20代後半からオジサン化が進んだと書きましたが、ダイエットとリバウンドの後、30代半ばになると、身長173センチで体重77キロと、すっかりぽっちゃりしたオジサンになっていました。しかも、オジサンになっていたのは見た目だけではありませんでした。

血管年齢を測ると、実年齢プラス10歳の45歳だったのです。

そして、当時のことを思い返すと、ちょっとしたことで疲れやすく、がんばりがきかなかったように思います。家族と遊びに出かけても、すぐに疲れて横になったり、仕事も、いまのほうがよっぽど精力的にこなせています。

いまは実年齢こそ56歳になりましたが、血管年齢は35歳まで若返りました。血管年齢が若返った分、疲れにくくなり、がんばりがきくようになったのでしょう。

ただの冷えだと思ったら、血管が詰まっていた

体の冷えを感じている人は多いもの。特に女性に多く、女性の半数から7割ほどが冷えに悩まされているという統計もあります。

この冷えも、血管、血流と関係が深いです。

手足の末梢の血管が開きにくくなると、血行が悪くなり、手足の先にまで血液が行きわたらなくなります。そうすると手足の温度が下がって、冷たくなるのです。ですから、**冷えも、血管が老化しているサインの一つです。**

体を動かすことが少ないと末梢の血管が開きにくくなるので、手足の指をグーパーと開いたり閉じたりするだけでも、血管は開きやすくなります。そして手足がちょっとあたたかく感じるはずです。

グーパー運動は、血管を開かせて血流を増やす手軽な方法なので、手足の冷えを

感じたら、ぜひ試してみてください。

ただ、グーパー運動でぽかぽかするくらいのふつうの冷え性だったらいいのですが、見過ごしてはいけない冷え性もあります。**脚が冷えるので、「冷え性かな」と思っていたら、実は脚の血管が詰まっていた――ということがあるのです。**

「閉塞性動脈硬化症」という病気です。

動脈硬化によって、脚の動脈が徐々に細くなり、最終的に詰まってしまうというもの。途中で動脈が詰まれば、その先に血液がいきわたらなくなるため、詰まったところから足先まで、栄養と酸素が不足します。最悪の場合、脚が壊死して切断しなければいけなくなってしまう、かなりこわい病気です。

この閉塞性動脈硬化症の初期症状が、脚のしびれと「冷え」。ただの冷えだと思って放っておいたら、だんだん指先が変色してきて動脈が詰まりかけていた――。そんなことにならないように、一度病院で診てもらうことが大事です。

特に、タバコを吸う人、血糖値が高い人は、閉塞性動脈硬化症が起こりやすいので、注意してください。

足がつりやすい人は血流障害の恐れあり

冷えと言えば、脚が冷えていると、こむら返りが起こりやすくなります。

こむら返りとは、筋肉が収縮してけいれんを起こし、激痛が走るというもの。いわゆる、足がつるという状態です。「こむら」はふくらはぎを意味するように、こむら返りがいちばん起こりやすいのがふくらはぎ。寝ている間に急にふくらはぎがつって激痛で目が覚めたとか、子どもの運動会で久しぶりに走ったらピーンとふくらはぎに痛みが走ったとか、経験のある方は多いでしょう。足の裏や足の指もつりやすい場所です。

日常でよく経験するこむら返りは、疲労や脱水、冷えによって誘発されることが知られています。

ただし、こむら返りの背景には、筋肉や神経、代謝などに影響を及ぼす疾患や薬剤によって生じる深刻な副作用が隠れていることがあるので注意が必要です。

とくに、冷えとともにこむら返りが起こる原因として忘れてはいけないのが、下肢の血行障害を生じる血管の病気です。

〝怖い冷え〟として前述した**閉塞性動脈硬化症**は、冷えとともにこむら返りを生じやすくなる動脈の病気です。さらに、下肢の深部の静脈に逆流が生じて、その末端の静脈がうっ血してモコモコと盛り上がってしまう**下肢静脈瘤《りゅう》**も、こむら返りを起こしやすくなる血管の病気なのです。

こむら返りを頻回に起こす人は、疲労や脱水とともに下肢を冷やさないように留意しましょう。

ところで、下肢の冷えは冬に起こしそうな気がしますが、実際には夏場に生じやすいのです。夏は暑いので、布団から足を出して寝てしまいがちだからです。おまけに、多量に汗をかくので脱水も起こしやすいことから、夏のこむら返りは案外多いものなのです。

歩くのが遅くなったのは、年のせいだけではない

家族や友人と一緒に歩いていると置いていかれそうになる。がんばって歩かないと人の流れについていけない。横断歩道を信号が青の間に渡り切るのが大変になってきた。こんな風に、最近、歩くのが遅くなったと感じることはありませんか？　そう感じている人は、おそらく「足腰が弱くなったな」「年のせいかな」などと思っているでしょう。ところが、それだけが理由とは限りません。「歩くのが遅くなった」方のなかには、**狭心症や心筋梗塞といった「虚血性心疾患」が隠れていることも多いのです。**

虚血性心疾患とは、血液が心臓に十分に行き届いていない病気のことです。心臓に血液を送っている冠動脈の動脈硬化が進んで、血管の内側が狭くなり、心筋が血

液不足に陥り、胸の痛みや圧迫感を感じるようになるのが、**狭心症**。冠動脈がさらに狭くなって、その先に血液がいかなくなり、その部分の心筋細胞が壊死してしまうのが**心筋梗塞**です。このように、血液が足りなくなって起こる心臓の病気のことを**虚血性心疾患**と言います。

歩くには、足の筋肉を動かすために、いつもよりも多めに血液が必要になります。ところが、**心臓が弱って血流が低下していると、必要量を確保できないので、歩くスピードが遅くなる、早く歩こうとすると疲れるといった症状が出るのです。**

狭心症や心筋梗塞だったら、ウッと胸が締め付けられるような痛みが出るのでは、と思うかもしれません。ところが、**糖尿病が増えた昨今、狭心症の発作である胸の痛みを感じることのできない人も増えています。**

糖尿病でよく起こる合併症のひとつが、神経障害です。高血糖状態が続くと、神経に酸素や栄養を送る血管の血流も低下することなどから、神経も障害されてしまうのですが、神経障害が悪化すると、痛みやしびれといった症状だけではなく、感覚が鈍くなって逆に痛みを感じにくくなってしまうこともあるのです。

たとえば、自分の足がストーブにあたって火傷《やけど》をしていても、「なんだか、焦げ臭いぞ」とは気づいても、足が焦げていることには気づかない……なんてことがあるほど、痛覚が鈍感になってしまいます。

また、痛みに鈍感になるのは、高齢者でも同じです。

だから、糖尿病の人や高齢の人は、歩いているときに狭心症の発作を起こしても、痛みとしては感じず、「歩けない」「息切れがする」というだけで、「年のせいかな」なんて思っているだけで胸の痛みに気づくことができず、重症の狭心症になっていた、心不全を起こしてしまったということが起こり得るわけです。

実際に、「最近夫（妻）が歩くのが遅くなったと思っていたら、3か月後に心筋梗塞で亡くなってしまった」という話もあるのです。

そのほか、前述の**閉塞性動脈硬化症**の場合もあります。足の動脈が詰まる閉塞性動脈硬化症でも、足の血流が低下していることから、歩くと痛みが出て、少し休んだら良くなるというのを繰り返す**「間欠性《かんけつせい》跛行《はこう》」**という症状がよく出ます。

歩くのが遅くなったように感じたら、「年のせい」だけではなく、「心臓のせい」「足の血管のせい」ではないか、疑うことも必要です。

肩こり、腰痛、頭痛に潜む重大な血管病

「最近、ひどい肩こりで……」

「私は、腰から背中にかけてなんだか痛むのよね」

ある程度の年になって同年代で集まると、必ず行われるのが不健康自慢です。なかでも、肩こり、腰痛、首こり、頭痛あたりは、自慢にもならないくらい誰もが持っている症状でしょう。

ところが、このなんてことなさそうな症状の裏に、重大な血管病が隠れていることがあります。たとえば、ある人の場合、「心筋梗塞」が見つかった最初のきっかけは肩こりでした。心筋梗塞の前兆と言えば、胸の痛みが有名です。心筋梗塞は、心臓の筋肉に酸素や栄養を送る冠動脈が詰まってしまう病気ですから、胸が痛むのは当然と言えば当然ですよね。

ところが、**心筋梗塞を起こした患者さんのなかには、胸の痛みではなく肩こりや**

腕の痛み・しびれなどを訴える方もいるのです。 こうした症状を訴えて病院に行ったら、「狭心症」、つまり冠動脈が狭くなっていたという方もよくいらっしゃいます。

同じように、**腰痛だと思っていたら、「腹部大動脈瘤」だったという方も。** 腹部大動脈瘤というのは、お腹の部分の動脈にコブができる病気です。自覚症状は出にくいのですが、コブが大きくなり、やがて血管壁が破れて出血すると、腰や背中が痛むようになるのです。そのほか、頭痛持ちの人は多いですが、**「今まで経験したことのないような頭痛」「急にきた頭痛」「吐き気を伴う頭痛」は要注意です。「くも膜下出血」であることが多いからです。** くも膜下出血とは、脳動脈にできたコブが破裂して、脳の表面を覆う「くも膜」の下で出血すること。くも膜下出血を起こす前に、ひどい肩こりやひどい首こりを感じている患者さんも結構います。

肩こり、腰痛、首こり、頭痛のほとんどは、よくある慢性的な症状ですが、なかにはこうした怖い病気が隠れていることもあります。

「いつもと違う」とか「急に始まった」という場合は、要注意。

特に、喫煙・高血圧・脂質代謝異常・高血糖の4大悪を持っている方は、こわい血管病の前触れである可能性大です。

片頭痛持ちの人は「脳卒中リスク」が高い

頭痛と言えば、片頭痛持ちの方、いませんか？

典型的な片頭痛は、頭の片側がズキンズキンと脈打つように痛むというもの。たびたび片頭痛があり、頭痛薬を飲んで痛みを和らげているという方もいるでしょう。

片頭痛の正体は、血管の周りの炎症です。

神経系が敏感で、脳の神経細胞が刺激されやすい人が片頭痛になりやすく、神経細胞が刺激されることによって、痛みを伴う炎症を引き起こす物質が脳血管を覆う髄膜《ずいまく》に送られ、ズキズキする頭痛や、ときには吐き気や嘔吐《おうと》を一緒に引き起こすのです。

実は、片頭痛持ちの人は、持っていない人に比べて、将来脳卒中を起こすリスクが高いと言われています。それは、血管の周りの炎症を繰り返すことで、動脈硬化が早く進むためと考えられています。

「いつものことだ」と思って、市販の頭痛薬などで対処してしまっていませんか？　**一般の頭痛薬だけで対応していると、脳卒中のリスクはさらに高まります。**

片頭痛かなと思ったら、一度、医療機関で診てもらうべきです。そして、片頭痛治療薬を使うなど、しっかり片頭痛の管理をすべき。「ただの頭痛だ」と思って、いい加減な対応をしていると、将来の危険性が増します。

そして、片頭痛のある人は、必ず家でも血圧を測ること。特に朝起きた直後の血圧が大切です。**朝方だけ血圧が高くなる人（早朝高血圧）は、昼間、医療機関で測っても血圧は正常なので、高血圧が見つかりにくく、「仮面高血圧」とも呼ばれます。**でも、朝というのはただでさえ血圧が上がりやすい時間帯。早朝高血圧の人は、上がりすぎることがあり、危険なのです。

また、片頭痛の治療薬は、血圧を収縮させる作用もあり、血圧を上げやすいという側面も。片頭痛持ちの人は、まず、ちゃんと片頭痛の管理をすることが大切です。さらに、将来の血管事故を減らすためにも、脳卒中の最大のリスクファクターである高血圧に注意し、血圧測定をする習慣を身につけましょう。

こわい脳梗塞を起こす不整脈も、血管の老化が一因

もう一つ、血管の老化がおびき寄せる病気を紹介しましょう。

血管が硬くなって弾力性を失うと、全身の血管に血液を送り出している心臓は、より強い力で血液を押し出さなければいけなくなります。そうすると、血圧が上がるので、そのことがさらに動脈硬化を進めてしまい、心臓はもっと強い力で血液を押し出さなければいけなくなってしまいます。

もう、悪循環です。

そんな状況を続けていると、心臓に大きな負担がかかりますよね。その負担に耐えるために、心臓の筋肉が少しずつ肥大・拡大していくのですが、そうすると、電流に乱れが生じて**「不整脈」**になりやすくなります。

不整脈とは、脈が乱れること。脈が乱れるということは心臓のリズムが乱れてい

るということです。

不整脈にはいくつかの種類がありますが、なかでも**「心房細動」**という、心房のなかで電気の流れが乱れて脈が速くなるタイプの不整脈になると、心臓の内部で血栓ができやすくなります。その血栓が血流に乗って全身のどこかの血管の途中で詰まってしまうと、その先にある臓器が正常な働きを続けられなくなり、さまざまな病気を引き起こします。

脳内の血管が詰まれば脳梗塞に、心臓の血管が詰まれば心筋梗塞に、足の動脈が詰まれば急性動脈閉塞症に、腎臓の血管で詰まれば急性の腎不全に……などなど。

長嶋茂雄さんが脳梗塞で倒れたのも、もともとは心房細動が原因でした。脳梗塞を起こして亡くなった小渕恵三元総理も、心房細動をお持ちでした。

心臓から流れてくる血栓が原因で起こる脳梗塞のことを「心原性脳塞栓《そくせん》症」と呼ぶのですが、このタイプの脳梗塞は重い後遺症を残しやすく、脳梗塞のなかでもいちばん怖いと言われています。そんな怖い病気も、もとをたどれば、血管の老化がその一因となっているのです。

認知症との切っても切れない関係

認知症のなかでも**「血管性認知症」**は、「血管性」と冠がついているとおり、血管に密接に関係した病気です。脳梗塞や脳出血などで脳の血管が詰まったり切れたりして、そのまわりの神経細胞がダメージを受けることで生じるのが、血管性認知症なのです。ですから、血管の老化の先にある病気と言えます。

では、認知症の6割ほどを占める「アルツハイマー型認知症」はどうでしょうか。アルツハイマー型認知症は、アミロイドβ《ベータ》と呼ばれるタンパク質が脳内にたまり、脳内の海馬をはじめとした記憶を司る部分が萎縮してしまう、というのが病気の本態です。以前は、脳血管性の認知症とはまったく異なる認知症である、と言われていました。

ところが最近では、序章でもふれたとおり、**アルツハイマー型認知症も血管の老**

化と深いかかわりがあることがわかってきたのです。

まず、**糖尿病がある人は認知症になりやすいことがわかってきました。**どのくらいなりやすいのかは、研究によって異なりますが、糖尿病を持っていない人に比べて1・5倍なりやすいという結果もあれば、なんと5倍もなりやすいという結果も出ています。

糖尿病と診断されたことのない人でも安心はできません。**血糖値がやや高い「糖尿病予備軍」、食後のみ血糖値が高くなる「かくれ高血糖」でも、認知症のリスクは高くなります。**

なぜ、血糖値が高いと認知症のリスクが増えるのでしょうか。理由のひとつは、血糖値を下げるホルモンであるインスリンを分解する酵素と、アミロイドβを分解する酵素が同じだからです。血液中に糖が増えるとインスリンがどんどん出るので、分解酵素はインスリンを分解するほうに追われてしまい、アミロイドβの分解にまで手が回らなくなってしまいます。その結果、アミロイドβがたまってしまうのではないか、と言われています。

つまりは、糖尿病とアルツハイマー型認知症は、同時進行するのです。

また、**高血圧や脂質代謝異常も、これらをもっている人は、これらをもたない人に比べて、アルツハイマー型認知症を発症するリスクが高まる**という研究結果が出ています。

糖尿病、高血圧、脂質代謝異常は、血管を直接老化させる4大悪のうちの3つ。血管の老化が進めば、血管性認知症のリスクが高まることはもちろんですが、じつはそれだけではなく、この3つを抱えている人は、アルツハイマー型認知症にもなりやすかったのです。

寒暖差があると疲れやすいのは、血流の問題だった

急に寒くなった、あるいは急に暑くなった季節の変わり目や、朝晩の気温差が激しいとき、なんだか疲れやすく感じませんか？　寒暖の差が激しいときに倦怠感が出やすいのは、「自律神経が疲れるから」とよく言われます。

自律神経は、交感神経と副交感神経という2種類の神経を使って、体内の器官の働きを調整している神経です。

たしかに全身の働きを調節している大事な神経なのですが、自律神経が疲れると、なぜ疲労感が出るのでしょう？　よくよく考えると、不思議に思いませんか？　自律神経から疲労にかかわるホルモンが出ているわけでもありません。

自律神経が疲れると疲労感、倦怠感が生じるというのは、わかったようでわからない話なのです。でも、ここで、血管の働きも交えて考えると、「なぜ疲れを感じ

るのか」が腑に落ちます。

自律神経は、血管を閉じたり開いたりして血液の流れもコントロールしています。血管の運転手でもあるのです。

バスやトラックの運転手が疲れていれば、運転が不安定になって物資や人材を適切な場所に速やかに運ぶことができなくなるように、血管の運転手である自律神経が疲れていれば、血流が悪くなって、酸素や栄養を速やかに届けることができなくなります。そうすると、体の隅々で酸素と栄養を待っている細胞たちが不調を起こしてしまうのです。

このことこそが、寒暖の差で生じる不調の正体ではないか、と私は考えています。つまり、寒暖の差が激しいと疲れやすいのは、単に「自律神経が疲れるから」というよりも、**「自律神経が疲れて血流が悪くなるから」**なのです。

長引くひざ痛、腰痛、五十肩の裏にあった「モヤモヤ血管」

「モヤモヤ血管」という言葉、聞いたことはありますか？

これは、病気や加齢によってできてしまう異常な不完全な血管のことで、医学的には「病的血管」と言います。ひざ、腰、ひじなどの関節のまわりにモヤモヤとできやすいので、一般の人にもわかりやすいようにモヤモヤ血管と呼ばれています。

名づけ親は、このモヤモヤ血管ができることがひざや腰、ひじ、肩、首などの長引く痛みの原因のひとつであることを突き止めた、医師の奥野祐次さんです。以前血管をテーマにした健康番組でご一緒したことがありますが、30代の若い先生です。

血管は、ぶつけたり不自然にひねったりといったちょっとしたアクシデントでも破損します。そのときに、通常は壊れた部分が修復され元に戻るのですが、加齢などの原因で血管の修復がうまくできないことがあります。その際、不完全な血管を大量につくってしまうことがあるのです。それがモヤモヤ血管です。

モヤモヤ血管は不完全ゆえに、いたるところに穴があり、血液中の成分が外に漏れ出て、まわりで炎症を起こしてしまいます。また、新しい血管ができるときにはまわりに神経も増えるので、痛みを感じやすくなるのではないか、とも考えられています。

奥野先生によると、じっとしていてもズキズキ、ジンジン、チクチク、または重たく感じるような痛みが3か月以上続いていて、その痛みを感じる部分を指で押すと明らかに痛みを感じるポイントがある場合、モヤモヤ血管の可能性大だそうです。

モヤモヤ血管に対しては、カテーテル治療や、注射で不要な血管を潰したり減らしたりする治療法もありますが、自分でできる治療法もあります。**1日2、3回、痛い部分を指でグッと15秒ほど押すだけ。**これだけでもモヤモヤ血管を減らすことに役立つそうです。もちろん、健康な血管には支障はありません。長引くひざ痛や腰痛、五十肩などに悩まされている方は、試してみてください。

血管の老化が全身に影響を及ぶと言うと、血流が低下していることが要因であるケースが多いのですが、逆に余計な血流が増えていることが悪さをする場合もあるのです。

「女性の血管が男性より若い」のは更年期まで

ここまでは、血管の老化が引き起こす不調・病気について説明してきました。ここでちょっと目線を変えて、全身の病気・不調が血管の老化を引き起こす例をいくつか紹介しましょう。

女性は40歳を過ぎた頃から少しずつ卵巣の機能が低下し、多くの女性が50歳前後で閉経を迎えます。閉経を挟んだ前後10年を「更年期」と呼ぶのですが、更年期には顔のほてり、のぼせ、発汗、イライラ、憂うつ、肩こりなどのさまざまな不定愁訴が起こります。

更年期にさまざまな症状が起こる最大の原因が、女性ホルモン「エストロゲン」の分泌が減ることです。

このことは、さまざまな更年期症状を起こすだけではなく、実は血管の老化も進めてしまいます。というのは、エストロゲンは、月経周期や妊娠・出産に影響するだけではなく、悪玉のＬＤＬコレステロールや中性脂肪を減らす働きがあるのです。さらに、血圧を安定させる作用まであるので、最良の〝抗動脈硬化剤〟です。

女性は生まれながらにしてこの抗動脈硬化剤を持っているので、血管の老化から守られています。実際、同年齢の男女を比べると、女性の血管のほうが男性よりも10～20歳若いと言われています。

ただし、そんなアドバンテージは、更年期を迎えるまで。卵巣の機能が下がっていって、エストロゲンの分泌量が減っていくと、とたんに守ってくれる存在がいなくなって、老化が進んでしまうのです。

閉経後、女性は太りやすくなります。特に、エストロゲンが減少するために、男性同様にお腹まわりに脂肪がつきやすくなります。つまり、内臓脂肪型肥満です。内臓脂肪型肥満は、高血糖、高血圧、脂質代謝異常を引き起こしやすいというのは、すでに書いたとおり。

ですから、**女性は、エストロゲンに守られていた頃と同じ生活をしていては、危ないのです。**

夫源病、妻源病、仕事のストレス……

どんな方でも、ふだんの生活のなかで血圧がポーンと上がる瞬間があります。

子どもがなかなか起きてくれない。
ご飯の用意ができたのに、夫は新聞紙を広げたまま。
テーブルの上を早く片付けたいのに、夫はスマホを見ながらのんびり食べている。

そんなどんな家庭でも見られる些細なことで、血圧は跳ね上がります。以前に、あるテレビ番組の企画で一般の方にご協力いただいて、一日のなかで血圧がどう変化するのかをチェックしたことがありました。24時間連続して計測できる血圧計を奥さまに装着してもらったのですが、その結果わかったのが、前述のような些細なことで血圧は上がるということでした。

このときにご協力くださったのはとても仲の良いご夫婦でしたが、それでも、旦那さんのちょっとした一言で奥さんの血圧はポンと上がっていたのです。おそらくご本人は、「ストレスだ」とも自覚されていなかったでしょう。

仲の良いご夫婦でもそうなのですから、夫婦仲が悪ければ、どうでしょう？　さらに血圧が大きく変動するであろうことは、容易に想像できます。

夫の言動が原因となって妻の体調が悪くなるという「夫源病」が、最近、じわじわと増えています。そして、**夫源病によるストレスは、頭痛やめまいといった妻の更年期障害を確実に悪化させることもわかっています。**

夫だけが原因ではありません。「妻源病」もあります。

同じように、当たりのキツい上司や、そりの合わない同僚に囲まれ、イライラしながら働いている人も、血圧は上がりっぱなしでしょう。日々、ストレスが多いことを自覚されている方は、いまはなんとか我慢できているかもしれませんが、ストレスは、知らず知らずのうちに血管や心臓に負担をかけています。心の前に、体が先に悲鳴を上げてしまうかもしれません。

熟睡できないと動脈硬化が起こりやすくなる

今、成人の3割以上が「寝つきが悪い」「夜中に目が覚めてしまう」「熟睡できない」「早朝に目が覚めて、そのあと眠れない」など睡眠の悩みを抱えているそうです。

実は、こうした睡眠の問題も、血管の老化と密接に関係しています。

眠りの質が低いと、自律神経のバランスが崩れ、通常なら下がるはずの睡眠中の血圧が高くなるだけでなく、日中の血圧にも影響して高血圧を悪化させてしまいます。また、睡眠不足は食行動の異常や日中の運動不足の原因となって、血糖値まで上げてしまいます。その結果、動脈硬化が起こりやすくなるのです。

ここまでは、睡眠の問題が血管の老化を引き起こすという話でしたが、逆の矢印も成り立ちます。つまり、**血管が老化すると、さらに眠りの質が低くなるのです。**

なぜなら、人は、体温が下がったときに眠くなります。よく「寝る前にぬるめのお風呂に入るといい」と言いますよね。それは、入浴によって一旦上がった体温が下がっていくと、熟睡しやすいからです。

ところが、末梢の血管がキュッとしまっていると、手足は冷たいのに体の内部は熱がこもったままに。表面は冷たいけれど中は熱いというポットのような状態になります。そうすると、深部体温が下がらないので、スムーズに眠りにつけず、熟睡をしにくいのです。

赤ちゃんは、眠くなると手足がぽかぽかと温かくなりますよね。それは、手足の末梢血管がしなやかに開いて、体温を上手に外に逃がしているからです。

こうしたしなやかに開く血管が、熟睡するには必要。逆に言えば、**熟睡できない人は、血管がしなやかさを失っている危険性大です。**

ところで、「冷え性で寝つきが悪いから」と、電気毛布をかぶったり、靴下を重ねばきして布団に入っていませんか?

そうすると、熱を逃がせず、深部体温が下がらないので、かえって眠りが浅くなってしまいます。良かれと思っていることが実は質の良い睡眠を妨げ、血圧と血糖を上げ、血管の老化につながっていることもあるので要注意です。

便秘、下痢、腸内環境が血管を老けさせる

便秘や下痢というのは、よくある症状ですが、そんな何気ない症状が血管事故の引き金になることもあります。

まず、便秘。便秘になると、トイレでいきみますよね。そうすると血圧がガンッと上がり、脳出血や脳梗塞の原因になりやすいのです。**特に冬の寒いトイレは、かなり危険です。**寒さで血管が収縮し、ただでさえ血圧が上がりやすいところで、いきむと、血圧は急上昇します。

たかが便秘、されど便秘。健康寿命を短くするきっかけにもなり得るのです。

ちなみに、研修医時代、循環器科に入院してくる患者さんに対して、新米医師がまず行うことがありました。それは、酸化マグネシウムという緩下剤を出すということ。便をやわらかくする薬です。

医者の間では、酸化マグネシウムを略して「カマ」と呼ばれていて、「(処方せん

に）カマ入れたか？」と、先輩の医師にまず聞かれたものです。入院中には環境の変化から便秘になりやすいので、ただでさえ心臓や血管に病気を抱えている患者さんを、トイレでいきませないことはとても大事なことなのです。

一方、**下痢も、血管にとってよくありません。**下痢が続くと脱水状態になり、血液中の水分も不足してしまいます。そうすると、血液が濃くなって血栓ができやすくなり、詰まるタイプの血管事故が起こりやすくなるのです。

さらに、下痢に伴ってカリウムが排出され、低カリウム血症となり、致死的な不整脈を引き起こすこともあります。特に夏場、よく汗をかく時期はふつうに過ごしていても脱水症状を起こしやすいので、気をつけなければいけません。

もう一つ、腸と血管の関連で、私が最近注目しているのは、腸内細菌です。腸内には1000種類以上もの腸内細菌が住みついているのですが、そのなかに〝デブ菌〟と〝ヤセ菌〟があることがわかってきました。デブ菌というのは、消化されたものをためこんでしまう性質を持つ腸内細菌のことで、デブ菌の割合が多いと太りやすいのです。

海外では、あるやせ型の女性の腸に、太っている女性の腸から取り出した菌を移植したところ、みるみる太ってしまったという研究結果も出ています。

肥満は、血管を老化させる要因のひとつですよね。そして、肥満になるかならないかのカギを腸内環境が握っているとすれば、腸内環境の良し悪しが血管の老化を左右するということです。腸内環境と血管の関係については、まだわかっていないことも多いので、これからどんどん新しい発見があると思います。個人的にもとても関心のある分野です。

それにしても、血管は本当にいろいろな病気とかかわっています。

血管が老いれば、さまざまな不調や病気が増え、逆に全身の病気や不調が血管の老化を促すこともある。

血管と全身の状態は密接に関係しているということ、おわかりいただけたでしょうか。

3章　老けない血管をつくる食事

Q1 人気のサバ缶・イワシ缶の活用のコツは？

サバ缶が人気ですね。安価でおいしいうえ保存が利く。さらに、成分を失っていないのが利点です。魚の栄養分を丸ごと食べられるのがサバ缶やイワシ缶の素晴らしさです。

おすすめは、トマトとタマネギをスライスしてサバ缶とあえて、ゴマをかけて食べる。カンタンなのに、トマトのリコピン、GABA《ギャバ》をサバと一緒に摂れる。タマネギも血圧に有効です。

これにチーズを加えて生地に乗せてピザにしてもいいですね。私もよく食べます。糖質が気になる方は薄い生地を選びましょう。

あるいは、トマトをソースにして煮込んでトマトパッツァにしてもおいしいです。

わが家ではトマトのGABAとサバを「GABAサバ料理」と称して楽しんでいます。

血管力を上げる食事のコツ

トマト・タマネギで「GABAサバ料理」を！

Q2 糖質制限、ストイックにやらなきゃダメ？

相変わらず大流行りの「糖質制限」。体内でブドウ糖に変わる「糖質＝ごはん、パン、めん類、いも類、甘い果物、砂糖など」をなるべく制限して、血糖値が急上昇するのを避けるという食事法です。

糖質の多い食事を摂ると、食後30分以内に血糖がぐんと上がり、一時的に高血糖の状態になります（「食後高血糖」と呼ばれます）。すい臓から「インスリン」というホルモンが分泌されて血糖値を下げてくれるのですが、血糖が上がったり下がったりすると、血管に余計な負担がかかるのです。

また、食事のたびにインスリンにがんばってもらっているうちに、インスリンが効きにくくなったり、すい臓が疲れてインスリンを分泌する量が減ったりして、血糖値が下がらなくなることも。

これが、糖尿病です。だから、糖質の摂りすぎは、良くありません。

日頃の食事を思い出してみてください。昨日一日、何を食べましたか？　手軽に満腹感を得られるご飯やパン、パスタなどの炭水化物に頼りがちの食事になっていませんか？

ちなみに、米や小麦などの陰に隠れていますが、**意外に糖質が多い食材には、焼き鳥や蒲焼など、肉・魚の味付け缶詰、きな粉、山イモ、牛乳、トウモロコシ、甘酢漬けの野菜漬物、佃煮、ウスターソースやとんかつソースなどのソース類、焼肉のタレ、顆粒風味調味料、カレーやシチューのルー、白味噌、ポン酢、片栗粉、春雨、果実の缶詰類、日本酒やビールなど発酵酒などがあります。**

逆に、糖質が少ないのは、肉類、卵、魚介類、無糖の乳製品、ゆでた大豆、各種の大豆製品、キノコ、海草、しょうゆ、赤みそ、スパイス、酢、みりん、蒸留酒（焼酎、ウイスキー、ブランデー、ウォッカなど）などがあります。

とはいっても、ブドウ糖は、私たちの体にとって必要なエネルギー源なので、「糖質を食べてはいけない」のではありません。むしろ、糖質の控えすぎはよくありません。

糖質制限ダイエットに励んでいる人のなかには、「炭水化物は一切食べない」「ご飯やパスタ、スイーツはもちろん、にんじんやレンコン、かぼちゃ、いもなど、糖質を多く含む食材も避ける」など、かなり厳格に糖質をカットしている人もいます。これには、私は反対です。

そこで、私が自分自身も実践し、患者さんにもすすめているのは、**「なんちゃって糖質制限」**です。炭水化物をまったくとらないのはかえって体に悪いので、無理のない程度にちょっと減らす。たとえばいつもの半分の量にするとか、3食のうち1食は炭水化物を抜くとか、その程度です。

私自身は、基本的に、炭水化物を摂るのは夕食だけにしています。

朝は、無糖コーヒーと「手作りの野菜ジュース」（にんじん1本半、リンゴ・レモン各半個を石臼式低速ジューサーで絞り、最後にエキストラバージンオリーブオイルをティースプーン1杯程度たらす）のみ。

昼食は、野菜や肉、魚介類などのおかずを中心に。

そして、夕食は、ご飯も軽く1膳食べますし、妻が用意してくれたものをそのまま食べています。「糖質の多い食材は使わないでほしい」など、特別なお願いをしているわけでもありません。

◆私の失敗体験……完璧な糖質制限はリバウンドしやすい

なんちゃって糖質制限なので、できる範囲、無理なく続く範囲でいいのです。

「今日は食べすぎたな」と思ったら、その分、翌日に控えればＯＫ。

甘いお菓子や飲み物は、血糖を急上昇させるものの代表格ですが、少量なら良しとして、ついつい食べすぎてしまったときには昼食の主食をナシにすればＯＫです。

「食べすぎちゃったから、いつもよりもちょっと長めに運動を」というのもアリでしょう（くわしくは4章を）。


なぜ私が、ガチガチの糖質制限ではなく、「なんちゃって糖質制限」をすすめるのかと言うと、すでに書いたように「炭水化物も必要な栄養だから」というのも理由の一つですが、もう一つは、無理ながまんは続かないからです。
糖質を摂りたくなるのは、人間の本能のようなもの。私の経験上、2カ月はがまんできても、そのうち、がまんの限界がきます。

実は私も、若い頃に無理なダイエットをしたことがあるのです。結婚式まで2カ月ちょっとというときに、妻の友人から「ぽっちゃりしていますね」と言われて、男のプライドが傷つけられまして、食事を制限するダイエットをしました。式当日までには見事にやせましたが、肌は荒れるし、アレルギーは出るし……と、コンディションは最悪。その上、すぐにリバウンドしてしまいました。

こうした自分の経験からも、「無理なくがまんなく続けられなければ意味がない」と思っています。**ガチガチの糖質制限は、リバウンドしやすいダイエット法です。**

おいしいもの、好きなものを食べすぎない程度に楽しみながら、糖質を減らして、おかずをたくさん摂るように意識しましょう。

血管力を上げる食事のコツ
なんちゃって糖質制限が◎。「ストイック」は続かない

Q3 「もち麦スープカレー」で食後高血糖を防ごう

みなさん大好きなカレーですが、ふつうのカレーライスを食べると、食後血糖値が160ぐらいまで上がります。

ここで一工夫、いや二工夫。

まず、スープカレーにします。

さらに、ライスの替わりに「もち麦」にしてみましょう。

私はコンビニで買ってきたもち麦スープを開けて、スープは飲んで、もち麦だけはカレーのごはんとして使っています。**食べ終わると、もう本当にふつうのカレーを食べたのとほぼ同じ満足感がある。でも血糖値は120くらいにしかならないんです。おすすめです。**

もち麦の量は、ふつうのカレーライスのライスと同じくらい食べても大丈夫です。

それから、あえて間食にもち麦スープを食べるのも良いです。卵を入れてみたり、シャケをのせてお茶漬け風にしてみたり。もち麦スープとして売っているものでもいいし、自分で作ってもいいですね。これだけで満足感がしっかりあります。

おせんべいとか、おかきって、ついついたくさん食べたくなって止まらなくなりますよね。もち麦だとこの「止まらない」がなくなります。食べて30分たったとき、もうすごくおなかいっぱいな感覚になり、まるで食事をしたかのような満足感が得られます。その後の食事が自然に減らせたり、ドカ食いを防げたりと、メリットがたくさんあります。

おせんべいとかおかきを食べるよりもずっと血糖値の安定には良くて、血糖値スパイクを防げます。血糖値が上がるのも緩やかだし、上がる幅も小さい。あまり上がらないからインスリンもあまり出ないし、上下の幅が小さいから、後でおなかがあまりすかない。しかも腹持ちもいい。

私は、「シャケをのせてお茶漬け風」とか「チーズと混ぜてイタリアン風」などいろいろにアレンジしています。小腹がすいたらぜひもち麦スープをお試し下さい。

間食というと、真っ先にイメージするのはお菓子だと思いますが、私は、あえてお菓子よりも軽食に近いものを食べることをおすすめしています。このほうが実は満足度がアップして、しかもお菓子ほど血糖値が上がりません。

そういう意味で、おやつを超える間食といえるかもしれません。**量も満足感も、おやつ（お菓子）を超えているけれど、実は血糖のコントロールに役に立っているわけです。**

食べることは私たちの喜びです。食事を抜いたり、半分にすることで米や小麦などの炭水化物を減らすのはつらくありませんか？ 近い食材で同じ満足感を得るのが、続きやすい「なんちゃって糖質制限」のコツです。

糖質制限は、こういう発想の転換でもち麦のような食材にすると、「食べちゃいけない」ではなくて、「えっ、こんな食べていいの？」というくらい食べてもＯＫになるのです。このほうが続けやすいので、私も習慣にしています。

血管力を上げる食事のコツ

もち麦なら血糖コントロールしながら満足感も！

Q4 ランチは12時ごろ、夕食は19時ごろがいい？

理想的な食事時間は、何時だと思いますか？

朝食は7時ころ、昼食は12時から13時の間に、夕食は19時から20時の間――。

それが、昔ながらの食事時間です。昔ながらの日本食が健康にいいように、昔ながらの食事時間もやっぱりいいはず。そう思っている人は多いでしょう。

間違いではありませんが、血管力を上げる太りにくい体質をつくるという点では、理想の食事時間はちょっと違います。

カギを握るのが、「ビーマル1《ワン》（BMAL1）」と呼ばれる、私たちの「体内時計」を調節する機能を持つたんぱく質です。

私たちは、朝になると目が覚めて、夜になると自然と眠くなります。このリズムのことを体内時計と言い、ビーマル1が、体内時計が正常に働くように調節してくれています。

このビーマル1には、もう一つ、重要な働きがあります。それが、「脂肪の分解を抑制して体内にため込みやすくする」という作用なのです。また、こうしたビーマル1の作用は、一日のうちの時間帯によって強くなったり弱くなったりすることもわかっています。ということは、ビーマル1の働きが強くなる時間帯に食事をすると脂肪をたくわえやすくなって太りやすく、ビーマル1の働きが弱くなる時間帯に食事をすれば脂肪を分解しやすく太りにくいということです。

では、ビーマル1の作用は、1日の間にどのように変化するのでしょうか?

個人差はありますが、一般的には、夕方6時ころから少しずつ強くなり、深夜2時ころにピークを迎え、その後は少しずつ弱まって、午後2時ころにもっとも弱くなると言われています。

ということで、太りにくい体質をつくるには、

「ビーマル1の働きが最も弱くなる午後2時ころに昼食をとり、夕食は、ビーマル1の働きが強くなり始める夕方6時までに終わらせておく」

というのが、現代の科学から導かれる理想的な食事時間です。

血管力を上げる食事のコツ

ビーマル1を意識しよう

Q5 朝はしっかり食べるほうがいい？

理想的な食事時間に加えて、朝食・昼食・夕食のバランスについてもよく聞かれます。

「やっぱり、朝食はしっかり食べたほうがいいんですよね」と考えている方が多いようです。ダイエットのアドバイスでも、健康のためのアドバイスでも「朝食はしっかりとるように」と、よく言われますよね。

でも、先ほどのビーマル1の話をちょっと思い出してください。ビーマル1の作用の強さは、深夜2時をピークに、午後2時に向けてだんだん下がっていきます。

一般的な会社の始業時間は、8時半から9時半あたりでしょうか。そうすると、7〜8時くらいに朝食をとるという人が多いと思います。ところが、朝の7時というのは、ビーマル1の強さで言えば、夜9時と同じくらいに高まっているタイミングなのです。

ちなみに、私は、平日の朝は6時に朝食なので、ビーマル1の強さは夜10時と同じくらい。言い換えれば、夜10時に夕食を食べるのと同じくらい、太りやすいということです。だから、「なんちゃって糖質制限」のところですでに書いた通り、朝食は無糖コーヒーと手作りの野菜ジュースだけですませています。朝食を軽めにすれば、一日の総摂取エネルギーがオーバーするのも防ぎやすく、ジュースで生の新鮮な野菜、果物をとれるので、栄養面でも言うことナシです。

ただ、「コーヒーとジュースだけでお昼までもつの?」と心配される方もいるでしょう。私も、この生活を始めた当初は、ちょっと不安でした。実際に午前中にお腹がすいたこともありましたが、不思議なものですぐに慣れてしまいました。いまでは問題ないどころか、むしろ、体が軽くなって、スッキリした頭で過ごせています。

午前中からしっかりと体を動かす生活の人は、パンやおにぎりなどの炭水化物、卵やハムなどのタンパク質をカロリーオーバーにならない程度に追加してください。

でも私のように**座り仕事（外来診療は椅子に座っている時間がほとんど）で、夕食をしっかり食べる人は、生の野菜とフルーツで軽くすませたほうがいいでしょう。**

血管力を上げる食事のコツ **デスクワークの人は、朝食は野菜ジュースとフルーツで十分です**

Q6 朝のホットドリンクを習慣にしよう

私が特に冬場に毎朝の習慣にしている「ホットドリンク」を紹介しましょう。

朝は体を温めるために、コーヒーや紅茶にタンパク源であるミルクをちょっと足して**カフェオレ**や**ロイヤルミルクティー**にするのがおすすめです。

その分、炭水化物を控えめにします。

それから、トマトジュースのGABAという成分が、長期間飲むと血圧を下げる働きがあることが分かってきました。血圧が気になる方は朝、ホットドリンクの一環として、**ホットトマトジュース**がいいです。塩分が気になる方は減塩の材料になるレモンを搾る。

オリーブオイルを少し入れるとリコピンの吸収がよくなり、抗酸化物質がより摂れるので血管に良いといわれています。

さらに、甘酒もおすすめです。**甘酒を「1」にトマトジュース「2」を加えてレモンを搾るととてもおいしいです。**冬は電子レンジで、500〜600ワットで2分あたためてホットにします。朝食がわりにフーフーしながら飲むと、寒い外に出ても大丈夫。温まるし、腸内環境も整うし、朝一番の飲み物として最高です。

特に冬場は血管がきゅっと締まって血行が悪くなりがちなので、体温よりも高いものを飲むのが有効です。

夏はアイス、冬はホットで習慣にすれば、トマトジュースのGABA効果で降圧効果まで期待できます。

ただし、甘酒には糖分が含まれますから、糖分をあまり摂らないように注意している人は、甘酒の量を少なめにする、パンやごはんの量を少し控えめにするなど調整してください。

なお、甘酒を置いておくと上澄みがでてきますが、ここに糖分が多く含まれます。糖分が気になる方は、少しもったいないですが、これを捨てるのも有効です（私もそうしています）。

血管力を上げる食事のコツ 朝は、ホットトマトジュースや甘酒で血管ケアを

Q7 油は、動物性より植物性がヘルシー？

「あぶら＝脂質」は、炭水化物、タンパク質と並ぶ3大栄養素のひとつです。脂質と言えば、「太る」「健康に悪い」というイメージが強いかもしれませんが、必要な栄養素のひとつではありません。その上で、「控えるべき脂質」と「積極的に摂りたい脂質」があるのです。

では、どんな脂質は控えるべきで、どんな脂質は積極的に摂るべきでしょうか？

そう聞くと、「『動物性脂質』よりも、『植物性脂質』のほうがヘルシーそう」という答えが、よく返ってきます。確かに「動物性」と「植物性」の2つに分けることもできますが、健康に悪そうに聞こえる動物性脂質のなかにも「控えるべき脂質」と「積極的に摂りたい脂質」があり、健康に良さそうな植物性脂質のなかにも「控えるべき脂質」と「積極的に摂りたい脂質」の両方があります。

たとえば、バターとマーガリン。バターの原料は牛乳なので、動物性の脂質です。

一方、マーガリンは植物性の脂質ですが、どちらかといえばバターのほうがヘルシーです。なぜなら、マーガリンは、植物油を加工する途中で、自然界には存在しない「トランス脂肪酸」が一定割合できてしまうから。

トランス脂肪酸には、善玉コレステロールを減らし、悪玉コレステロールを増やす作用があるため、摂りすぎると動脈硬化を進めてしまうのです。

というわけで、「動物性」か「植物性」かでは、「良い」とも「悪い」とも言えません。大事なのは、「飽和脂肪酸」か「不飽和脂肪酸」か、そして「不飽和脂肪酸」のなかでも「n‐3系脂肪酸（＝オメガ3）」なのか「n‐6系脂肪酸（＝オメガ6）」なのか「n‐9系脂肪酸（＝オメガ9）」なのか、です。

◆オメガ3系、オメガ6系、オメガ9系

いきなりむずかしそうな言葉が出てきましたが、安心してください。一つひとつ説明しましょう。

まず、脂質は、「飽和脂肪酸」と「不飽和脂肪酸」に分かれます。飽和脂肪酸とは常温で固まる脂のことで、不飽和脂肪酸とは常温では固まらない液体の油のこと。

ちなみに、バターもマーガリンも飽和脂肪酸です。そして、不飽和脂肪酸は、「一価不飽和脂肪酸」と「多価不飽和脂肪酸」に分かれます。一価不飽和脂肪酸とは、別名「オメガ9系脂肪酸」のことで、オリーブオイルやキャノーラ油などが含まれます。多価不飽和脂肪酸は、さらに紅花油やコーン油など、主に調理用油として使われるものを多く含む「オメガ6系脂肪酸」と、魚介類の油、アマニ油、エゴマ油などが含まれる「オメガ3系脂肪酸」にわかれます。

少しややこしいので、133ページの図も見ながら、なんとなく全体像をつかんでくださいね。

◆「アラキドン酸」と「EPA」をバランス良く

これらのうち、体内ではつくることができないので、食事で摂らなければいけない必須脂肪酸が「オメガ3系脂肪酸」と「オメガ6系脂肪酸」です。どちらも「摂らなければいけない」のですが、大事なのは、その比率。理想は、オメガ3系脂肪酸とオメガ6系脂肪酸を、同じくらいの割合で摂ることです。

オメガ3系脂肪酸は、体内で「EPA（イコサペンタエン酸）」や「DHA（ドコサヘキサエン酸）」に変わり、オメガ6系脂肪酸は「アラキドン酸」に変わります。EPAとDHAは青魚に豊富に含まれる、体に良い成分として有名ですよね。

血管力を上げるという意味では、EPAが重要で、「EPA÷アラキドン酸＝1」になるのが理想。そのために、オメガ3系とオメガ6系をバランス良く摂りたいのです。なぜなら、「EPA÷アラキドン酸」の比率が0・75を下回る——つまり、アラキドン酸の摂取量のほうが多い——と、動脈硬化が進み、血管が老化しやすいことがわかっているからです。

寒いグリーンランドに住むイヌイットの人たちは、農業ができないので野菜や果物の摂取量はとても少なく、ほとんどの食事を、EPAが豊富な魚介類やアザラシ、オットセイでまかなっています。そのため、「EPA÷アラキドン酸」の比率は「9」ととても高い。そんな彼らは、心臓の病気がほとんどありません。

では、日本人の平均はどうでしょうか。漁業をしている日本人高齢者の「EPA÷アラキドン酸」比は0・75とそこそこ高いのですが、45～64歳の平均は0・5、45歳未満では0・3。10代、20代の若い人たちに限れば、もっと低く、0・1～0・2です。その背景には、食の欧米化とともに、魚離れがあります。昔は、全脂質の

脂肪酸の種類

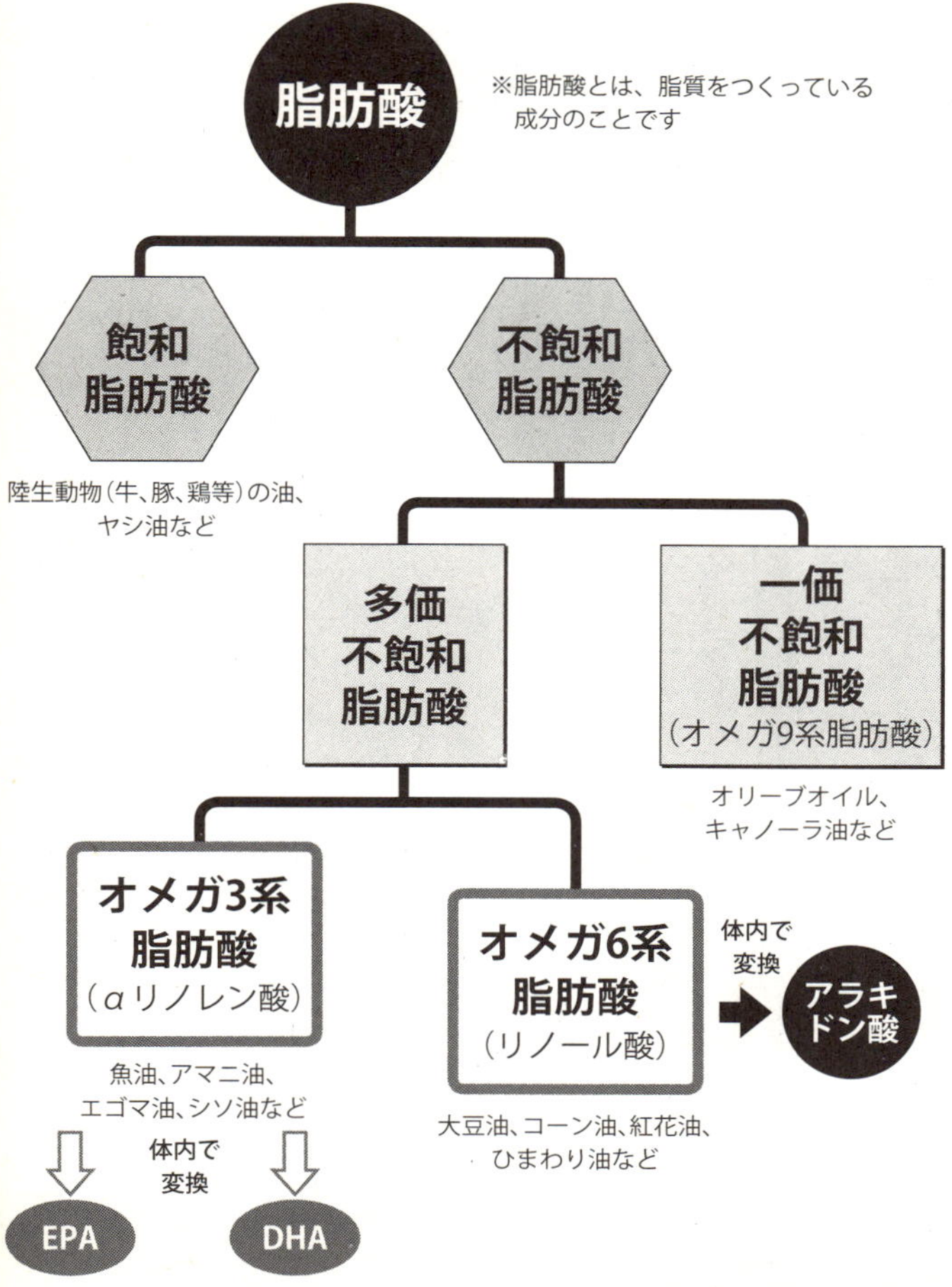
脂肪酸
※脂肪酸とは、脂質をつくっている
成分のことです
飽和
脂肪酸
陸生動物（牛、豚、鶏等）の油、
ヤシ油など
不飽和
脂肪酸
多価
不飽和
脂肪酸
一価
不飽和
脂肪酸
（オメガ9系脂肪酸）
オリーブオイル、
キャノーラ油など
オメガ3系
脂肪酸
（αリノレン酸）
魚油、アマニ油、
エゴマ油、シソ油など
体内で
変換
EPA
DHA
オメガ6系
脂肪酸
（リノール酸）
大豆油、コーン油、紅花油、
ひまわり油など
体内で
変換
アラキドン酸

うち、かなりの割合を魚が占めていました。

ところが、**食事の欧米化が進んで、肉や植物油の摂取量が増えるにつれ、相対的に脂質に占める魚の割合が減っていきました。そのころから、脳卒中や心筋梗塞などの血管病が増えています。**

最近では20代、30代という若い人の脳卒中、心筋梗塞も増えています。それは、魚を食べる量が減って、「EPA÷アラキドン酸」比も下がっているということと大いに関係しているはずです。

オメガ6系脂肪酸は、サラダ油やコーン油などの家で使う調理油をはじめ、総菜や外食の揚げ物、スナック菓子などの加工食品など、いたるところに使われているので、意識をしなくても、摂りすぎなほどに口にしています。一方、オメガ3系脂肪酸は不足しがち。

「EPA÷アラキドン酸」の比率を「1」に近づけるには、オメガ6系脂肪酸を少し減らして、オメガ3系脂肪酸を増やすこと。私は、テレビや書籍で「アマニ油がいい」とよくすすめていますが、それは**オメガ3系脂肪酸を手軽に摂れる油の代表**

がアマニ油だからです。

まとめると、

・血管の老化を防ぐには「EPA÷アラキドン酸＝1」が理想的

・オメガ3系脂肪酸は体内でEPAに変わり、オメガ6系はアラキドン酸に変わる

・オメガ6系脂肪酸はいたるところに使われているため、ふつうに生活しているだけで、「EPA÷アラキドン酸」比は低くなりがち

・だから、アマニ油など、オメガ3系の油を意識的に使うといい

もちろん、オメガ3系脂肪酸は体内でEPAに変わるからいいのであって、EPAそのものが豊富に含まれている青魚の刺し身を3切れ食べたほうがよっぽどよいことは言うまでもありません。

血管力を上げる食事のコツ　オメガ3系の油をとりましょう

Q8 オリーブオイルは万能？

健康意識の高い方なら、昔は、炒め物のときの調理油としてサラダ油を使っていたけれど、最近ではオリーブオイルを使うようになった――という人は結構多いのではないでしょうか。

オリーブオイルというのは、おもしろい位置づけにあります。

先ほど、ＥＰＡとアラキドン酸の話を書きましたが、細胞膜では、ＥＰＡとアラキドン酸の椅子取りゲームが行われています。細胞膜の主要成分は「リン脂質」で、ＥＰＡもアラキドン酸も、リン脂質として細胞膜に取り込まれるのですが、ＥＰＡをたくさん摂ると、細胞膜に取り込まれていたアラキドン酸と置き換わります。

ＥＰＡ優位なのか、アラキドン酸優位なのかで、その細胞膜の性質は変わります。たとえば、白血球は、ＥＰＡ優位の細胞膜だと穏《おだ》やかになり、アラキドン酸優位の細胞膜だと荒々しい性質になります。荒々しい白血球は、炎症を起こして、動脈硬化の原因になったり、アレルギーを起こしやすくなったりするのです。

血小板も同様で、EPA優位の血小板は固まりにくく、血液をサラサラにしてくれる一方、アラキドン酸優位の血小板は固まりやすく、どろどろ血液の原因になります。

カギを握るのが、「EPAとアラキドン酸の椅子取りゲーム」なのです。

一方、オリーブオイルはオメガ9系脂肪酸で、この椅子取りゲームには参加しません。まったくの部外者なので、オメガ9系を増やしても、細胞膜でEPAの椅子を奪われる心配はありません。

EPAは酸化しやすいので熱に弱いため、調理油としては向きません。そこで、調理油としておすすめなのが、オメガ9系のオリーブオイルです。

オリーブオイルで調理をして、できあがったものや生のものにはアマニ油（オメガ3系）をかければ、オメガ6系はほとんど使わなくてすみます。オリーブオイルは、アマニ油の最強のパートナーなのです。

血管力を上げる食事のコツ

オリーブオイルはアマニ油の最強パートナー

Q9 ココナッツオイルはダイエットに効く？

数年前から人気のココナッツオイル。スーパーでも普通に見かけるようになりました。国内外の人気のモデルさんたちがココナッツオイルを愛用していると言われたことから火がつき、若い女性たちの間でも、コーヒーに入れて飲んだり、大ブームになりました。

「ダイエットに効果的」「コレステロールを下げる」「免疫力を上げる」「糖尿病を予防してくれる」「血管や心臓の病気を予防・改善してくれる」「便秘に効く」「美肌効果」……などなど、美容と健康に対する効能が、これでもかというほど紹介されています。これらが本当であれば、ココナッツオイルは魔法のような食べ物ですよね。

ココナッツオイルが健康面で注目され始めたきっかけは、アルツハイマー型認知症への改善効果が認められたことでした。

私たちの脳は、通常、グルコース（ブドウ糖）をエネルギー源として使っています。ところが、アルツハイマー型認知症が進むと、脳でブドウ糖を使えなくなってしまうのです。エネルギー不足になった脳の神経細胞は、働きが悪くなり、記憶力や判断力などが低下してしまいます。アルツハイマー型認知症の人がボーッとして見える原因の一つに、このような脳のエネルギー不足もあるのです。

そこで、あるアメリカの研究者が、アルツハイマー型認知症の高齢者に、ココナッツオイルを飲ませたところ、脳細胞が活性化されたのです。

ココナッツオイルの主成分である「中鎖脂肪酸」は、肝臓で代謝されて、すぐに「ケトン体」という物質がつくられます。ケトン体は、脳にとって第二のエネルギー源。ブドウ糖が不足しているときには、脳は、ケトン体もエネルギー源として使うことができます。**ココナッツオイルでアルツハイマー型認知症が良くなったのは、ブドウ糖が使えなくなっている脳細胞が、もうひとつのエネルギー源であるケトン体を見つけたからだったのです。**

この研究以降、中鎖脂肪酸がアルツハイマー型認知症の改善に役立つという研究が次々に報告されています。

中鎖脂肪酸が認知症に効くということは、エビデンスが得られつつあるのは確かです。中鎖脂肪酸を含む代表的な食べ物がココナッツオイルなので、アルツハイマー型認知症の人には、ココナッツオイルの効果が期待できるでしょう。

では、認知症ではない一般の人にとってはどうでしょうか。ブドウ糖をエネルギー源として使えているのに、さらにケトン体も加わったら？　さらに脳細胞が活性化して頭が良くなる……なんて効果があればいいのですが、残念ながらありません。

たとえるなら、子どもたちの目の前に、山盛りのドーナツと山盛りの野菜を置くようなもの。どちらがなくなるでしょうか。きっと、子どもたちはドーナツにばかり手を伸ばすでしょう。それと同じで、脳は、選べる状態ならブドウ糖を使うのです。ケトン体をエネルギー源として使うのは、ブドウ糖をエネルギーに変えられない非常時だけです。

脳のエネルギー源としてブドウ糖を普通に使える人たちが、ご飯やパン、甘いものを食べて、ブドウ糖を摂りいれた上に、ココナッツオイルを飲んだところで、脳はケトン体を使いません。ですから、プラスの効果はありません。余計な油を食べている分、太りやすくなるだけです。

ココナッツオイルは、飽和脂肪酸です。常温でかたまり、動脈硬化を促進すると言われているほうなのです。

ただ、ココナッツオイルは、飽和脂肪酸のなかでも「中鎖脂肪酸」が主成分なので、肉に含まれている「長鎖脂肪酸」よりも燃焼しやすい脂肪であることは確かでしょう。燃焼しやすく体にたまりにくい脂肪であるということが、ダイエットをはじめとした、さまざまな健康、美容にもてはやされている理由のようですが、燃えやすいとはいっても、脂肪は脂肪。余計なカロリーを摂っているようなものですから、摂らないですむなら、摂らないほうがいいのです。

実は、ココナッツオイルを推奨している専門家というのは、たいてい徹底した糖質制限を行っている人たちです。糖質制限では、炭水化物をあまり摂らない分、タンパク質や脂質で補って、トータルカロリーを維持します。その際、肉や魚だけで補うのは大変なので、ココナッツオイルの登場はとても心強い味方になったのです。

糖質制限をしているわけではない一般の人たちが、真似をしてココナッツオイルを毎日摂りいれたらどうなるか……。もうわかりますよね。

血管力を上げる食事のコツ **ふつうの人には、ただの脂肪です**

Q10 「納豆を食べてるから大丈夫」は正しい？

「納豆のネバネバが血液をサラサラにしてくれる」とテレビで紹介されて、スーパーで納豆が売り切れたことがありました。

困ったことに、テレビや雑誌では、白衣を来た医者が、

「納豆のネバネバに含まれるナットウキナーゼという成分が、血栓（血管内にできた血のかたまり）を溶かしてくれるので、寝る前に食べると心筋梗塞の予防に役立ちますよ」

なんて、もっともらしく語っています。

この本を手に取ってくださった健康意識の高い人であれば、なおさら、そうした話を信じて、納豆を意識的に食事に取り入れているかもしれません。

たしかに納豆は健康的な食べ物です。質の良いたんぱく質ですし、発酵食品ですから、腸内環境も整えてくれます。そして、試験管の中ではナットウキナーゼが血

栓を溶かす作用を発揮することも間違いありません。

しかし、食べた納豆に含まれるナットウキナーゼが、そのまま人体の血液中に入り、心筋梗塞の原因となる血栓を予防するまでの効果があるかというと、残念ながら、それは期待できません。

同じようなことは、他の食べ物でもあります。ココナッツオイルもそうですね。「○○が健康にいい」「○○を食べていれば、血液がサラサラになる」といった情報は、流行のファッションが移り変わるのと同じように、次々と登場します。しかし、**「これさえ食べておけば、体に悪い生活習慣もすべて帳消しにしてくれる」なんていう魔法の食べ物は、残念ながら地球には存在しません。**

健康に関する情報にアンテナを張ることはいいのですが、「なぜいいのか」という理由を理解せずに、むやみに特定の食材を摂りいれて安心してしまい、他の生活習慣は省みなくなっている人が多い気がします。

それでは本当の健康、本当の若さは手に入りません。むしろ、特定の食品ばかりを不必要に摂りすぎたり、食事が偏れば、かえって体を老化させてしまうのです。

血管力を上げる食事のコツ　万能薬のような食べ物はない

Q11 塩分の控えすぎは危険だから、気にしなくていい？

「塩分の摂りすぎは高血圧のもと」と、昔からよく言われます。一方で、最近では、「塩を控えればミネラルが不足して、かえって健康に悪い」など、反対意見も出ています。健康に気をつけている人ほど、どちらを信じたらいいのか、わからなくなっているのではないでしょうか。

塩分の多い食事を続けていると、血管を老化させるというのは本当です。

だから、やっぱり塩分の摂りすぎは体によくありません。

しょっぱいものを食べると、水を飲みたくなるでしょう？　それは、血液中のナトリウム濃度を下げるために、体が血液中の水分を増やすからです。そうやって血液のナトリウム濃度は、常に一定にコントロールされています。

ところが、水分が増えるということは、血液の量が増えるということ。その分、血管が内側から押されて、血圧が上がってしまうのです。

また、血中に余ったナトリウムは、血管壁の小さな傷から内膜や中膜に侵入して、悪さをします。内膜の血管内皮細胞をむくませて機能を低下させたり、中膜の平滑筋に入り込んで、交感神経を刺激し、その結果、血管が収縮するなど、どちらも高血圧の原因になります。

ですから、「塩分の摂りすぎには注意しましょう」という昔ながらのアドバイスはやっぱり正しいのです。ただし、高血圧学会が推奨しているような「1日6グラムまで」というのは、日本人にとっては酷でしょう。

塩だけではなく、しょうゆ、味噌と、日本人が好んで使う調味料は、塩分が多め。味噌汁1杯だけで、1～1・5グラムくらいの塩分が含まれています。美味しく食べようと思ったら、1日6グラムを守るのは難しいでしょう。

そこで、**塩、しょうゆ、味噌の代わりに、こんぶやかつお節などのだし、酢や柑橘系の酸味、スパイス、ハーブなどで、味つけ、香りづけしてはいかがでしょう？塩分を減らせるだけではなく味のバリエーションも広がり、一石二鳥です！**

血管力を上げる食事のコツ　やっぱり塩分は控えめに

Q12 野菜不足だけど、サプリを飲んでいるから大丈夫でしょう？

老けにくい体をつくるには、野菜は欠かせないということは、言うまでもありません。血管力を上げるという点では、野菜に含まれる「水溶性食物繊維《せんい》」は、消化吸収に時間がかかるので血糖値の上昇を緩やかにしてくれます。中性脂肪やコレステロールを便として排泄するのも手助けしてくれます。

また、野菜に含まれている**「カリウム」**は、高血圧のもとであるナトリウムを体の外に出すのを手伝ってくれるほか、血管内皮細胞の働きもサポートしてくれるので、血管にとって心強い味方です。

カリウムだけではなく、カルシウムやマグネシウム、亜鉛といったミネラル、各種ビタミンなどの微量栄養素を含んでいることも、野菜が欠かせない理由のひとつ。

さらに、色鮮やかな野菜には、**「ファイトケミカル」**と呼ばれる、抗酸化作用を持つ成分も多く含まれています。抗酸化作用とは、体を老化させる活性酸素を除去する作用のこと。トマトの「リコピン」、カボチャやホウレンソウの「βカロチン」、ナスの「アントシアニン」など、耳にしたことはありませんか？　これらはファイトケミカルの一種です。

野菜の種類によって、含まれる栄養素、ファイトケミカルは違うので、いろいろな種類の野菜を偏りなく、バランス良く食べることが大事です。

そんな話をすると、「足りない栄養素はサプリメントで摂っているので大丈夫」と、おっしゃる方も。特定の栄養素が不足していることをちゃんと意識し、サプリメントで補おうとしていること自体は、良いことです。でも、野菜の種類によって違う多彩な栄養素をサプリメントで補うのは、結構大変です。

また、野菜のいいところは、特定の栄養素だけではありません。食事の最初に野菜をゆっくり噛んで食べることで、炭水化物を食べすぎるのを防ぐこともできます。

私は、1日400グラムの野菜を目標にしています。生の葉野菜は両手に一杯くらい、火を通したものなら片手一杯くらいが、100グラムの目安です。

血管力を上げる食事のコツ　**野菜はたっぷりとりましょう！**

Q13 コンビニ弁当はカラダに良くない？

仕事の日の昼食は、どうされていますか？　栄養バランスを考えて毎日お弁当を用意している（用意してもらっている）方もいるでしょう。でも、糖質を摂りすぎないようにするには、ご飯を減らしておかずを増やさなければいけません。忙しい朝、用意するのはちょっと面倒だったりしますよね。

私も、「無理なく続けられる食生活」がモットーですから、診療と診療の間にとる昼食は、楽してなるべくヘルシーになるように工夫しています。

よく活用するのが、クリニック近くのコンビニエンスストアです。コンビニランチなんて、意外でしょうか？　でも、選び方次第で、ヘルシーなランチになります。

私がよく食べるのは、蒸し鶏やゆで卵、ツナなどが上にのっているサラダです。最近はサラダの種類が増えたので、毎日同じということにもなりませんし、重宝しています。ポイントは、野菜がたくさん入っていることと、たんぱく質がトッピングされていること。

ちなみに、「サラダ」という名前であっても、**「ポテトサラダ」「マカロニサラダ」「カボチャサラダ」「コーンサラダ」は、ほぼ炭水化物です。おにぎりやパンに、これらのサラダを合わせれば、糖質を2倍摂るようなもの。おすすめできません。**

また、コンビニサラダで盲点なのが、ドレッシングです。コンビニのサラダには、たっぷりめのドレッシングがついていますよね。全部使い切れば、それだけで塩分が1グラム前後になってしまいますので、**私はたいていドレッシングは控えめにかけて、その代わり、チーズをちぎってトッピングしています。**チーズは良質なタンパク質ですし、味のアクセントにもなるのでおすすめです。

コンビニ食は、選び方次第。お弁当を選ぶと糖質過多になりがちですが、サラダや野菜スープなど、野菜がたっぷりのものを選べば、ヘルシーな食事になります。

血管力を上げる食事のコツ　工夫すれば、野菜もとれます

Q14 外食はできるだけ避けたほうがいい？

コンビニ食は選び方次第と書きましたが、外食はどうでしょうか。

最初に結論をお伝えすると、外食だって選び方次第です。

外食のときに特に気をつけるべきは、「塩分の摂りすぎ」「オメガ6系脂肪酸の摂りすぎ」「カロリーの摂りすぎ」の3つ。

お店の食事はしっかり味付けされているものが多いので、同じメニューでも、家で食べるよりも塩分が多くなりがちです。**男性が大好きなラーメンは、その典型。スープまで飲み干せば、それだけで一日の塩分量はオーバーしてしまいます。**

忙しいお昼に便利なそばやうどんは、あっさりしているように見えて、ラーメンのスープ同様に、つゆが塩分多めです。ですから、うどん・そばを食べたいときには、**ざるうどん・ざるそばがおすすめ。** 麺全体をつゆに浸すのではなく、先のほうをちょこっとつけて、つるつるっといただきましょう。

私は、外食をするときには、ラーメン、うどん、丼もの、カレーライス、オムライスなどの一杯・一皿で完結するメニューは避けるようにしています。糖質が多いし、家でつくるよりも塩分が多くなりがちで、調整もしにくいからです。その点、**定食タイプであれば、醤油やソース、ドレッシングをかけない、漬物やみそ汁だけ残すなど、ちょっとした心がけで減塩することができます。**

カロリーを摂りすぎないようにするには、食べすぎないということに尽きるのですが、特に酒の席は、ついつい自制心が緩んでしまいがち。その上、お酒が進むような塩分・脂質多めの味の濃いメニューが多いので、要注意です。

特に、**お酒を飲みながらの炭水化物は、脂肪肝になりやすい。**

というのは、お酒と炭水化物を一緒に摂ると、体はまずアルコールを分解しようとします。アルコールが代謝されるまでには数時間かかるので、その間、炭水化物は代謝されず、血糖となって血管内をうよう漂うことになるのです。最終的には、寝ている間に肝臓や脂肪の組織で脂肪に組み替えられ、脂肪肝になってしまう。また、アルコール自体にも体に脂肪を溜め込む作用があるので、太りやすいのです。

肥満になる人は、やっぱり食べすぎています。消費カロリー以上に食べてしまっているので、味が濃く、カロリーを摂りやすい外食ではメニュー選びに特に気をつけましょう。

◆「アマニスト」のすすめ

から揚げ、とんかつ、天ぷらなどの揚げ物をはじめ、外食で人気のメニューは、値段が手ごろなサラダ油、コーン油などのオメガ6系の油を使われていることがほとんどです。オメガ6系脂肪酸は、体内で、動脈硬化を進めるアラキドン酸に変わるんでしたね。オメガ6系脂肪酸を減らして、動脈硬化を防ぐEPAに変わるオメガ3系脂肪酸（アマニ油、エゴマ油、魚油など）を増やすことも、外食で気をつけたいポイントです。

ひとつには、**魚料理を選ぶ**ということ。魚にはEPAがたっぷり含まれています。サンマ1匹分を毎日食べ続ければ、脳卒中や心臓病で死亡するリスクが2割減るという研究結果があるほどです。

ただし、食べ方に注意が必要です。**いちばんは、刺し身、たたき、カルパッチョなどの生。生で食べたくないときには、ホイル焼きがベストで、少しEPAが減り**

ますが焼き魚、煮魚でもいいでしょう。でも、フライはおすすめできません。揚げる過程で、調理油として使われているオメガ6系脂肪酸が魚のなかに染み込んでくるからです。

もう一つ、アラキドン酸の割合を減らし、EPAを増やすためにおすすめなのは、オメガ3系の油を足すということ。私は、アマニの粒をローストした**「ローストアマニ」**を持ち歩いています。肉やスープ、炒め物などにちょっとふりかけると、それだけでバランスが良くなります。

次の点に注意して、一緒に「アマニスト」になりましょう。

・アマニ油は酸化しやすいので1カ月をめどに使い切る
（ローストアマニは酸化の心配なし）
・アマニ油は冷暗所で保存する
・「低温圧あっ搾《さく》」「コールドプレス」と表示されているものを選ぶ
・脂質が主成分なので摂りすぎは禁物。1日の摂取量は小さじ1～2杯程度に

血管力を上げる食事のコツ 外食も工夫次第で血管に良い食事に

Q15

やっぱりアルコールは体に毒？

仕事帰りの一杯、お風呂上がりの一杯、スポーツで汗を流した後の一杯——。どれも格別ですよね。ビールをおいしく飲むために運動をするなんて人もいるのではないでしょうか。

私は、実は日本酒がいちばん好きで、仕事が終わった後の夕食時、日本酒や赤ワイン、ウイスキーなどを、その日の気分で適量、楽しんでいます。

お酒は、「百害あって一利なし」なんて言う人もいますが、**私は、適量のお酒はむしろ血管力を上げ、長生きにつながると考えています。**それは、次のような研究結果が複数出ているからです。

・九州大学が福岡県久山町で行った大規模疫学《えきがく》調査では、お酒をまったく飲まない人よりも適量を飲む人のほうが、脳梗塞の発症率が低かった

・日本人男性を対象にした研究では、平均して2日間に日本酒換算で1合（純アルコール量で約20グラム）程度飲む人が、死亡率が最も低かった

・男性の場合、日本酒換算で1合、女性で0・5合程度の飲酒なら、心臓関連死のリスクが20％減る

ただし、忘れてはいけないのは、どの研究結果でも「適量の飲酒は」という但し書きがあること。適量はお酒の種類によっても変わり、具体的には次の通りです。

・ビール……中瓶1本程度
・日本酒……1合程度
・焼酎　……半合弱
・ワイン……グラス2杯程度
・ブランデー……ダブル1杯程度
・ウイスキー……ダブル1杯程度

これらは男性の1日の適量です。女性は男性よりも体内の水分量が少なく、血中のアルコール濃度が高くなりやすい傾向があります。アルコールの代謝能力も、男

性に比べて総じて低いため、１日の適量は、男性の半量程度と考えてください。

◆痛風に悪いのは、ビールよりもつまみ

「お酒は、何がおすすめですか？」

そう聞かれることもあります。強いて言うなら、焼酎、ウイスキー、ブランデーといった糖質の入っていない蒸留酒がおすすめでしょうか。でも、私自身、一番好きなのは日本酒。食事に合わせて、好きなものを楽しみたいものです。

患者さんに聞かれたときには、

「お酒の種類よりも、適量に抑えることが大事ですよ。それから、お酒のつまみに気をつけてくださいね」

と、アドバイスしています。

私は、日本酒やワインなど糖質の多い醸造酒を飲むときには、ご飯の量を減らすか、ゼロにしています。〆のラーメン、〆の雑炊などは、残念ながら、もってのほか。そう心してください。また、食物繊維が豊富なおつまみを食べることで、糖質の吸収を抑えることもできます。

「本当はビールが好きなんですが、痛風持ちなので他のお酒を飲むようにしています」
そうおっしゃる方もいます。痛風とは、体の中に尿酸がたまり、足の親指の付け根の関節などに尿酸の結晶ができて、激しい痛みを伴う関節炎を生じる病気です。尿酸はプリン体の成れの果てなのでプリン体を多く含む食品は控えるべきでしょう。

確かにビールはプリン体を多く含むお酒の代表格ですが、実はビール以上に気をつけなければいけないのが、つまみです。

３５０ml缶ビールに含まれるプリン体は、12〜25mgほど。一方、お酒のつまみに好まれるレバー類には１００gあたり２１０〜３２０mg、白子１００gには３００mgのプリン体が含まれています。そのほか、魚卵や干物も、プリン体を多く含む食べ物です。

ビール以上に、こうした食品のほうがプリン体をたくさん含んでいるので、ビールをあきらめる前に、食べ物に注意するほうが先決です。

ただし、アルコール自体にも尿酸値を上げる作用があるので、適量を守りましょう。

血管力を上げる食事のコツ **適量の酒は血管に良い。酒のつまみに気をつけて**

Q16

“血液サラサラ”のためには、水をたくさん飲むべき？

血液をサラサラにするために水分補給をがんばっている方、いませんか？

患者さんに話をうかがうと、特に「寝る前にコップ一杯の水を飲んでいます」という方が結構多いです。

釘をさすようですが、水をたくさん飲んだからと言って、血液がサラサラになるわけではありません。

たしかに、料理であれば、ソースやスープを作っていて「ちょっとドロドロしすぎだな」と思ったら、水を足したりしますよね。でも、人間の体内は、ある一定のバランスの取れた状態を維持しようとする「ホメオスタシス」という機能が働いているので、水をたくさん飲んだからと言って、その分、血液中の水分量が増えるわけではありません。そんな単純ではないのです。

むしろ、寝る前に水分を摂りすぎることの害のほうが心配です。

過剰に水を補給すれば、いらない水分は当然尿として排泄されます。だから、夜中にトイレに行きたくなって目が覚めてしまう。それだけならいいのですが、**夜間、特に寒い季節の夜のトイレは、血管事故が起こりやすいタイミングのひとつです。**

血液をサラサラにするための水分補給は、そもそも血栓を防ぎ、脳梗塞や心筋梗塞が起きないようにというのが狙いのはず。ところがその水分が、夜中にトイレに立たせ、かえって血管事故のリスクを増やすのですから本末転倒です。

私は、日中に水分補給をしっかりしていれば、寝る前には軽く喉を潤す程度で十分だと考えています。義務的に飲む必要はまったくなく、喉が渇いたら、口にすればいいのです。

もし水分量をしっかり管理したいと思ったら、お風呂の前か寝る前に毎晩体重計に乗るようにしてください。そして、いつもよりも体重が少なければ水分補給を。同じであれば水分は十分足りているということです。

血管力を上げる食事のコツ
水分のとりすぎはかえって血管事故を招きます

Q17 甘いものを食べるなら、チョコよりフルーツがいい？

糖質がたっぷり入っている甘いお菓子は、血糖値を急上昇させる代表格。本当は控えるべきですが、甘党の私は、実は、ほぼ毎日おやつをいただいています。午後の外来が始まる3時前に、クッキーやチョコレート、羊かんなど、甘いものをほんの少しつまんで、疲れをとっているのです。

ただし、工夫はしています。

まず、**3時前**という時間帯。ビーマル1の作用が弱まる、一日のうちで太りにくい時間帯です。

そして、何と言っても大事なのは、食べすぎないこと。**チョコレートなら2かけ程度にとどめて、なおかつ、昼食の糖質を制限しています。"糖質枠"を、昼食の炭水化物よりもスイーツで満たしているわけです。ただし、珍しく昼食におにぎり**

やパンなどを食べたときには、おやつは控えています。そうやってざっくりとバランスをとっています。

スイーツは、少量なら種類は問いませんが、あえておすすめを挙げるならチョコレートです。チョコレートの原材料カカオ豆にはカカオポリフェノール、カテキン、アントシアニンといった「ポリフェノール」が含まれていて、血管をしなやかに開いて、動脈硬化を予防し、血管力を若返らせる効果があるからです。ただし、砂糖の量を考えると、**一日に6グラムくらいで留めておいたほうがいいでしょう。**

ちなみに、ミルクチョコレートとブラックチョコレートだったら、どちらを選びますか?

「ブラックのほうがカカオが多くて、良さそう」と考えがちですが、実は商品によりけり。ブラックチョコレートのほうが、食べやすくするために砂糖を多く使われていることもあるのです。ですから、選ぶときには成分表をチェックしてください。

私は、せっかく食べるなら好きなほうを食べたいので、ミルクチョコレートを少量食べることにしています。

ところで、「甘いものを食べるなら果物を」と言う人もいますが、多くの果物にはブドウ糖と果糖が半分ずつ含まれています。**果糖はブドウ糖のように血糖値を上げませんが、その代わり、脂肪になりやすい。**ですからやっぱり果物も食べすぎはＮＧです。

血管力を上げる食事のコツ **少量のチョコレートは血管にもプラス。成分表をチェックして選ぼう**

4章　老けない血管をつくる！　池谷式・カンタン運動《エクササイズ》

運動は、なぜ血管を若返らせるのか

血管を若返らせるために、良い食事とともに欠かせないのが運動です。これはもう、当たり前ですよね。

健康になるには運動が欠かせないことは、誰もが知っていること。でも、多くの人は、「面倒な運動は抜きにして、健康になりたい」と願っているでしょう。運動を抜きにはできませんが、この章では、仕事の合間に、家事をしながらなど、誰でも日常生活のなかでササッとできる運動を中心に紹介します。

まずは、「なぜ、運動をすると血管が若返るのか」を説明しましょう。

①グリコーゲン（糖質）、内臓脂肪を燃焼する
②血液循環がよくなる

③NO（一酸化窒素）が活性化する

①の「グリコーゲン、内臓脂肪を燃焼する」というのは、まずイメージする運動の効果ですよね。

体を動かして、筋肉のグリコーゲンと内臓脂肪を燃焼させることで、中性脂肪や悪玉コレステロールが減少し、善玉コレステロールが増えます。それが、血管を老化させる大きな原因である脂質代謝異常、肥満・メタボを解消してくれます。

次に、②の「血液循環がよくなる」というのも、なんとなく実感があるでしょう。運動後に「疲れたけれど、気持ちいい！」と感じる、あの感じは、まさに血の巡りが良くなった感覚です。

運動によって足を動かすと、足の筋肉が伸縮し、静脈（全身の細胞から二酸化炭素や老廃物を受けとって心臓に戻る血管）を断続的に圧迫します。そうすると、血液は、重力に逆らって上へ上へと押し上げられていくのです。

逆に、**足をあまり動かさなければ、血流量が減って、全身の血液の循環が悪くな**

ります。

◆運動が「血管若返り物質＝NO」を増やす

③の「NO」は、1章でも登場しました。血管の若返りのカギを握るのが、このNOでしたね。

有酸素運動を行うと、血管内皮細胞が活性化され、NOの分泌が促されます。また、運動をすると、「ブラジキニン」という物質が放出されるのですが、このブラジキニンもNOを活性化してくれるのです。

すでに紹介したとおり、NOには血管を広げる働きがありますから、

運動をする

↓

「ブラジキニン」が放出される

↓

NOが活性化する

←全身の血管が広がる
←血の巡りが良くなり、血圧も安定する

と、良いことづくめです。

また、ブラジキニンは、筋肉細胞のなかにある「GLUT4（グルットフォー）」という物質を細胞に運び、血液中のブドウ糖を細胞内に吸収しやすくする働きもあります。つまり、ブラジキニンが放出されると、血糖値が下がるということ。

年齢を重ねると、血管内皮細胞の機能が低下し、その分、NOの分泌量も減っていきます。そうすると、さらに血管内皮細胞の働きが落ちて、NOの分泌量も減り、血管の老化が進んでしまう、という悪循環に……。

ですから、加齢による体調の変化を感じている方ほど、「年のせい」にする前に、ぜひ、血管を若返らせる運動を普段の生活に取り入れてほしいと思います。

1日〝トータル30分〟でOK！家事も通勤もりっぱな運動です

運動がいかに血管に良いか、わかっていただけたでしょうか？

わかったけれども、億劫《おっくう》……、まだそう感じている人もいるでしょう。患者さんも、いろいろな理由をつけて、「運動ができない」とおっしゃいます。なかでも多いのが、「暑いから」「寒いから」「時間がないから」。これが、〝3大言い訳〟です。

確かに、「毎日1時間歩きましょう」「30分ストレッチをしましょう」と言われれば、「今日は天気が悪い」とか「今日は忙しい」など、何かと〝できない理由〟が思いつくかもしれません。

でも、「毎日だいたい30分、しかも、まとめて30分ではなく、合計して30分でOKです！」と言われたらどうでしょうか？　それなら、誰にでもできるはずです。

ちなみに**「運動は一度に30分以上続けなければ効果がない」というのは間違いで**

す。こまめにやるだけでも糖や脂肪がちゃんとエネルギーとして消費されるのです。

もう一つ、朗報があります。30分の運動といっても、ウォーキング、ジョギング、筋トレ、ストレッチ、ヨガ……など、運動らしい運動でなくてもいいのです。

たとえば、掃除機をかける、買い物に行く、洗濯物を干すといった家事も、体を動かしますから、運動時間にカウントできます。**体や血管にとっては、ジムでやるか家でやるかは関係ありません。** もちろん、通勤や会社内での移動、電車の乗り換えも、りっぱな運動です。

ちょっと遠いスーパーまで足を運んでみる、最寄り駅まで自転車ではなく歩く、数階の移動はエスカレーターやエレベーターではなく階段を使うなど、少しずつ工夫を重ねると、さらに運動時間を確保することができます。

こうした通勤や家事で1日15分程度は、ラクに運動時間を確保できるはず。残りの15分を、いわゆる運動らしい運動で補えばいい。それも、15分まとめてではなく、「5分×3回」「3分×5回」でも構いません。

この章では、暑くても寒くても時間がなくても、いつでもどこでもササッとできる運動を紹介しています。合計30分をめざして、生活に取り入れましょう！

「夕食の30分後〜お風呂まで」がベストタイミング

糖質を控えるように心がけていても、「今日はちょっと食べすぎちゃったな」という日もあるでしょう。それを帳消しにしてくれるのも、運動です。

おすすめは、食後30分くらい経ってから。

この時間は、食事で摂った糖質が体内で分解されて、血糖値がグッと高くなってくるタイミングです。しかも、つい食べすぎてしまうのは、仕事も終わってゆっくり過ごせる夕食が多いと思うのですが、夜は、「ビーマル1」の分泌が増える時間帯。ビーマル1は、脂肪の分解を抑制して、脂肪をためこみやすくする物質でしたよね。

夕食で食べすぎて、そのまま寝ると、食事で摂った栄養が内臓脂肪として蓄えられやすいのです。

そこで、運動をするタイミングとして、いちばんのおすすめは、「夕食を食べて30分ほど経ってから、お風呂に入るまでの時間」です。この時間帯に、あまり息の上がらない軽い運動をするといいでしょう。

糖質を消費できるのはもちろんのこと、食後に血糖値が急上昇するのを防げます。血糖値が上がらないということは、肥満のもとになるインスリンの分泌量を抑えることにもつながります。

ちなみに、なぜ「お風呂に入る前」なのかと言うと、湯船につかって、交感神経優位の状態から副交感神経優位に切り替わり、せっかくリラックスできたのに、運動で交感神経を刺激してしまってはもったいないからです。リラックスしたままベッドに入ったほうが、寝つきがよくなり、ぐっすりと眠れます。交感神経を刺激すると、寝つきが悪くなってしまいます。

それに、軽い運動でも、うっすらと汗をかきます。汗を流してから眠ったほうが、やっぱり気持ちいいですよね。

ですから、「夕食後30分、お風呂の前」が、運動のベストタイミングです。

「朝のランニングはもってのほか」の理由

「時間をつくって運動を」と言うと、朝、いつもよりちょっとだけ早起きして運動しようと考える方もいるでしょう。せっかくのやる気をそぐようで申し訳ないのですが、それはおすすめできません。

朝は、運動には適さない時間帯なのです。実は、朝というのは、体にとってとてもセンシティブな時間帯です。


なぜなら、朝は、リラックスして眠っている間に働いていた副交感神経から、活動するときに働く交感神経へ、自律神経の主役が切り替わるとき。スムーズに切り替わればいいのですが、どちらか一方が強すぎる状態が続くと、自律神経のバランスが崩れて、体調の変化が表れやすくなります。

また、交感神経が優位になろうとすることで、血管が収縮して、血圧が上がりやすくなっている時間帯でもあります。

そのため、朝というのは、実は血管事故が起こりやすいのです。

実際に、**脳卒中や心筋梗塞が起こるのは、午前中、なかでも起きてから1時間以内が多いことがわかっています。**


そんなセンシティブな時間帯に、さらに自律神経を刺激する運動を行えば、ちょっと危険です。若い健康な人はまだいいとして、40代以降の人、血圧が高めの人は、朝の運動は控えたほうがいいと思います。特に、ランニングなどの負荷の大きい運動はもってのほかです。

重たい布団をたたんで、押し入れの上の段に持ち上げるという何気ない動作でも、起き抜けの交感神経が緊張しているタイミングで行えば、血圧や心拍数を一気に上げてしまうものです。

朝は、不必要に血圧や心拍数を上げないように、ゆったりと過ごしましょう。

池谷式「5分限定運動」のすすめ

さて、ここからは私も普段やっている、具体的な運動法を紹介しましょう。

まずは、たった5分で、しかもテレビを見ながらできる、夕食後の団らん時にぴったりの運動を、３つ紹介します。もちろん室内でできるので、外が暑くても寒くても、一年中できます。

池谷式「5分限定運動」①ソファーで脚上げ

1つめは、椅子やソファーに座ったまま、ただ両脚を交互に上げるだけという運動です。

全身の血流を良くするのに大事なのが、脚を動かすことでしたよね。心臓からもっとも離れた位置にある足先まで流れていった血液を、重力に逆らって心臓に送り戻すのは、なかなか大変な作業です。

でも、脚の筋肉を伸縮させて、静脈の血管を乳しぼりのように断続的に圧迫してあげると、血液が上へ上へと上がっていくのを手助けしてくれて、血流が良くなります。

そこで、意識的に脚の筋肉を動かして、強制的に血液を循環させようというのが、この「ソファーで脚上げ」運動です。

テレビを見るときには、椅子やソファーに座っていると思います。そのままで大丈夫ですので、座面に両手をついて、左右の脚を交互に20回ずつ上げましょう。その際、気をつけてほしいポイントは、次の4つ。

・下腹部を引き締めるように凹ませる
・太ももの裏側を座面から浮かせるように上げる
・脚は勢いよく上げるのではなく、両ももの筋肉を使うことを意識してゆっくりと
・腰に不安がある人は、ソファーよりも、安定した椅子に深く座った状態で

左右20回ずつを1セットとして、休憩をはさみながら4～9セットくらい繰り返せば、脚の血行が良くなります。

少し負荷を上げたければ、両脚を上げたまま20～30秒キープしてみたり、その状態のままつま先を上下させて、ふくらはぎの筋肉を伸び縮みさせるのも、いい運動になります。

①ソファーで脚上げ

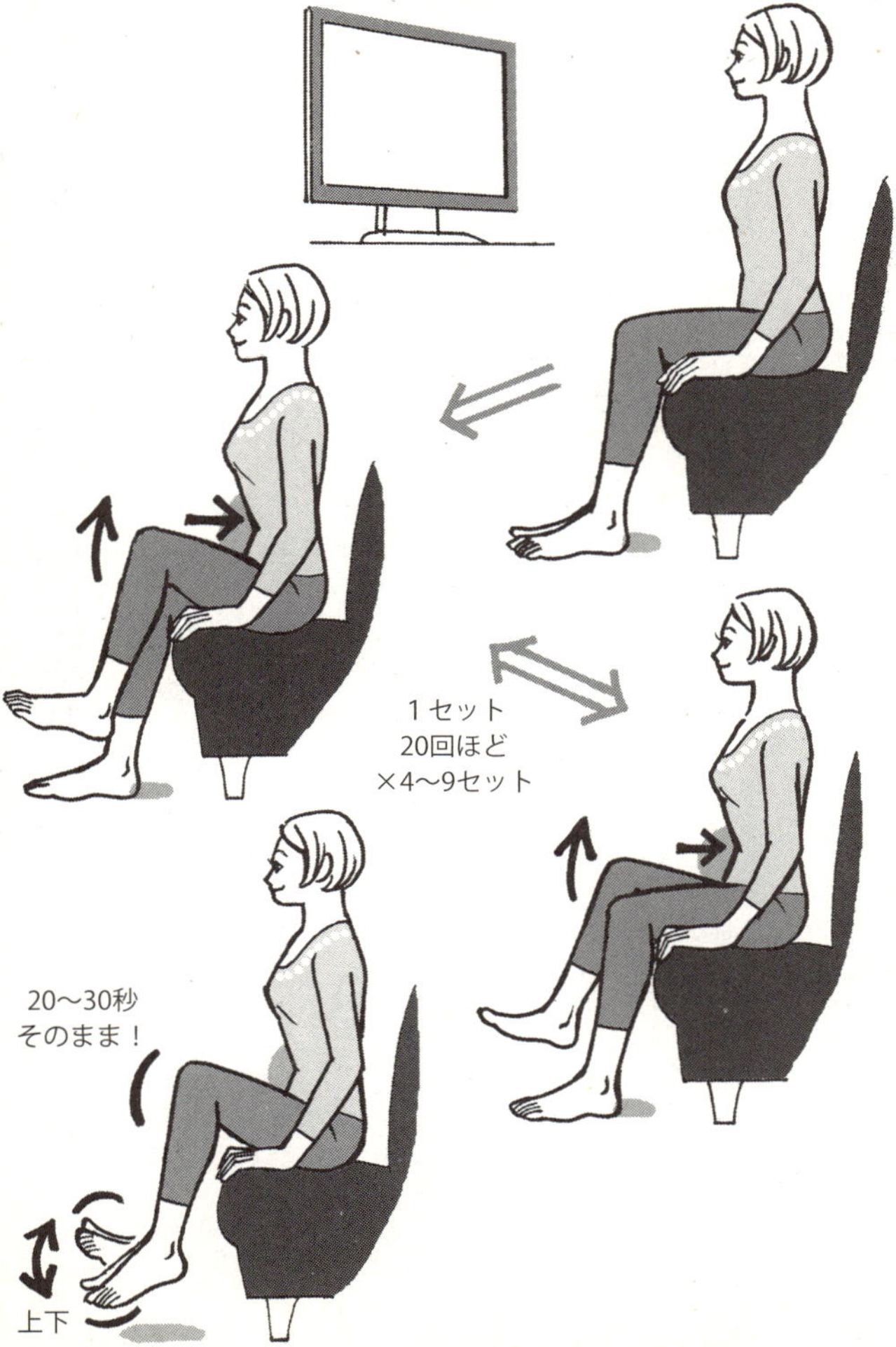

池谷式「5分限定運動」②その場で足踏み

ソファーで脚上げは、座りながらできる運動でしたが、次は、立ち上がって左右の脚を交互に上げる運動です。つまり、その場で足踏み。

「ソファーで脚上げ」と動きは同じですが、立って行うことで、全身にほどよい負荷がかかり、全身の血行が良くなります。ポイントは、次の3つです。

- **意識して太ももを少し持ち上げる**

- **背筋を伸ばして、顔は正面に向ける**

- **体がぐらつく場合は、テーブルなど安定したものに片手をついて安定させる**

その場で足踏みをするだけですが、5分続ければ、少し息が上がってほんのり汗ばみます。テレビを見ながらできないほどに息が上がってしまうなら、太ももを上げる程度を小さくしてください。あるいは、1分間でもOKです。

膝が悪い人は、太ももを高く上げるのではなく、その場でのんびりジョギングするように動かしたほうがいいでしょう。膝にかかる負担が軽くなります。

②その場で足踏み

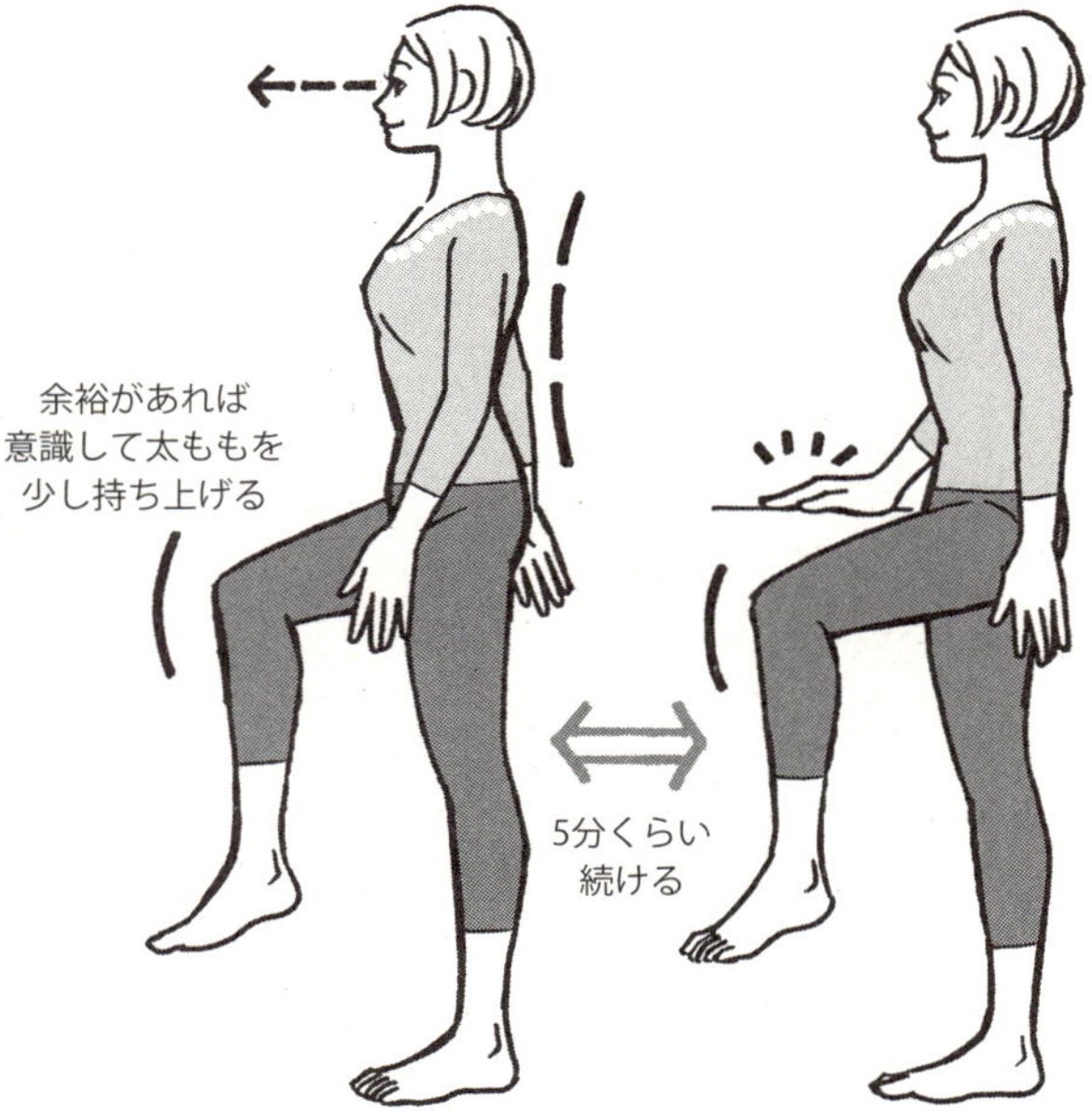
余裕があれば
意識して太ももを
少し持ち上げる
5分くらい
続ける

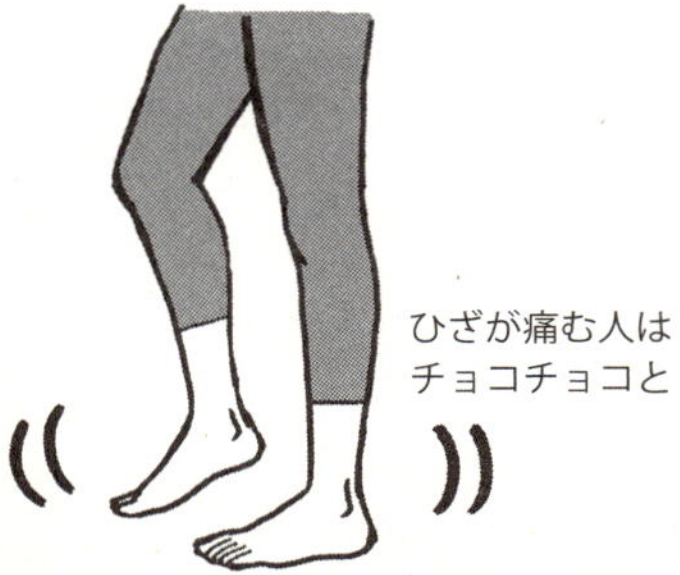
ひざが痛む人は
チョコチョコと

池谷式「5分限定運動」③ラジオ体操

日本人なら、ラジオ体操をしたことがないという人は、一人もいないでしょう。子どもの頃には、ただ言われるがままに体を動かしていただけかもしれませんが、実はこれ、結構よくできた体操なのです。

ラジオ体操には「第1」と「第2」があり、それぞれ13種類の動きで構成されています。

「第1」は体の柔軟性とバランス感覚を高める運動、「第2」は筋トレと有酸素運動が主になっています。どちらも立ってやるバージョンだけではなく、座ったままできるバージョンもあり、膝が悪い人などは座ったままでもOKです。

第1、第2にかかる時間は、それぞれ3分ほど。一つひとつの体操をていねいに、通しでやろうとすると、慣れていない人には結構ツライものです。

最初は、覚えているもの、好きなものをいくつか繰り返して、5分間、体操することから始めましょう。

覚えていない人は、NHK系列のテレビ、ラジオで放送されている「テレビ体操」「ラジオ体操」を参考にしてください。「NHKテレビ・ラジオ体操」のホームページにも紹介されています。

第1-2番「腕を振って、脚を曲げて伸ばす運動」

（座位は省略）

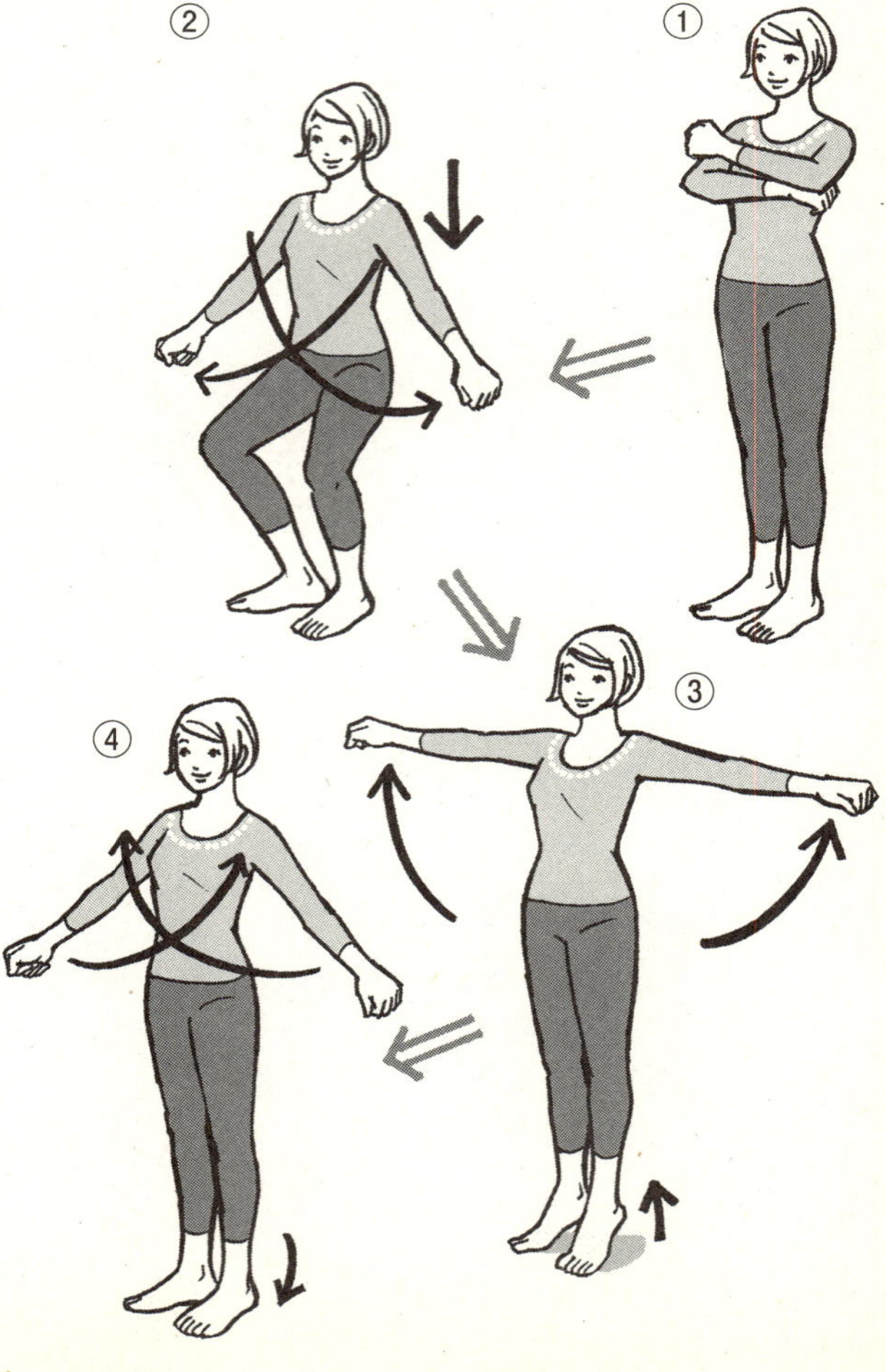

第2-10番「体を倒す運動」

（座位は省略）

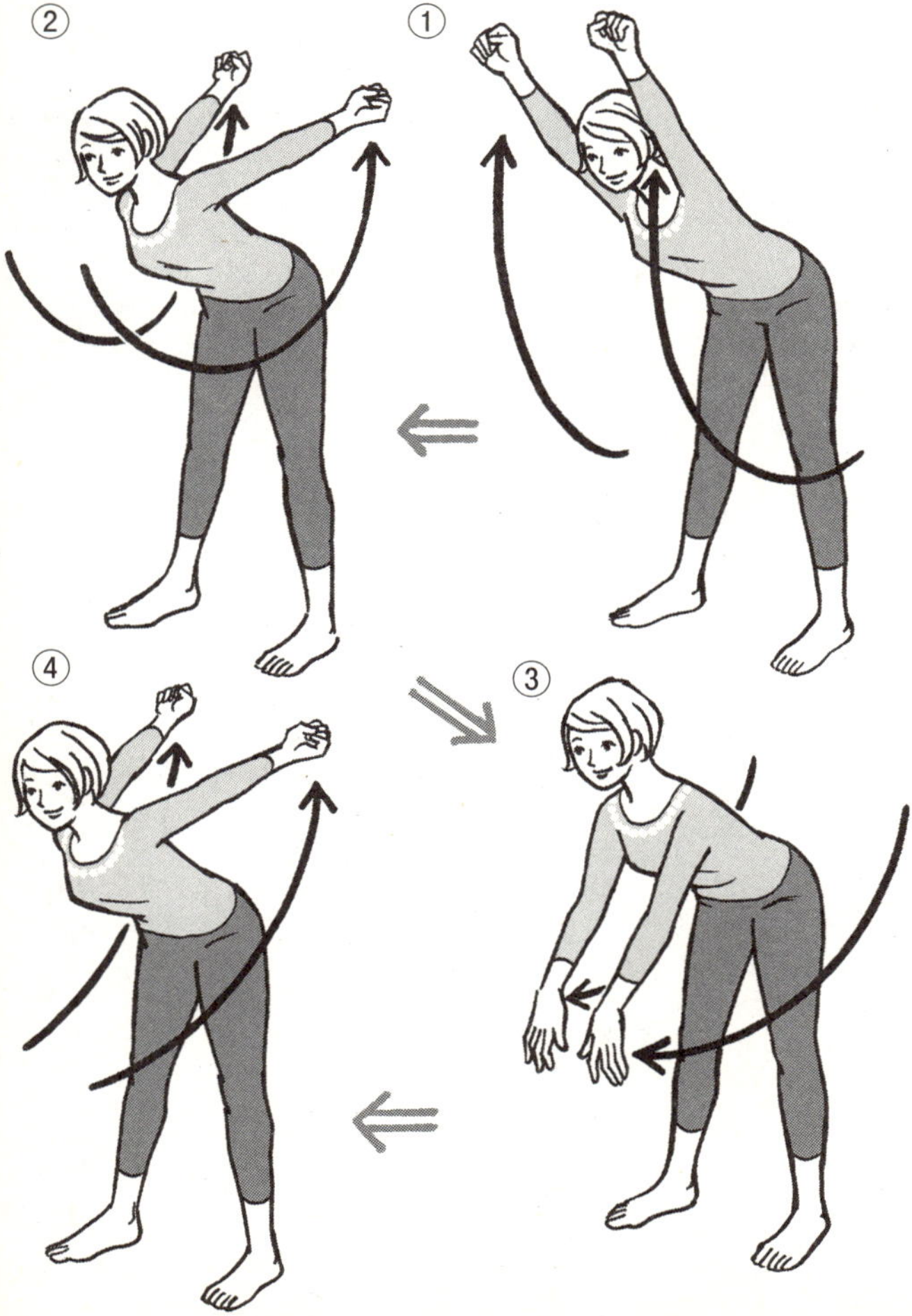

ゾンビ体操……たった3分でウォーキング10分ぶんの効果！

前項で紹介した3種類の「5分限定運動」は、私も入浴前に5分ずつ、よくやっています。テレビを見ながらできる、かなり手軽な運動です。これに、「さらにストレス解消の効果も加えられないかな」と思って考案したのが、次に紹介する「ゾンビ体操」です。

かかとを浮かせて、つま先でその場で足踏みをしながら、両手をだらりと垂らしてぶらぶら揺らすだけ。いたってシンプルな運動なので、いつでも誰でも簡単にできます。なぜゾンビ体操なのかと言うと、見た目がゾンビのようだから（笑）。名前もいたってシンプルです。

①お腹に力を入れ、背筋をまっすぐにのばし、基本姿勢をとる
②その場で足踏み運動をする
③肩の力を抜いて、肩を前後に揺らすように、両腕をブラブラさせる
（子どもが「イヤイヤ」をするイメージ）

④休憩する

「②と③の動き（足踏み＋イヤイヤ）を同時に1分間したら、30秒休む」を3回繰り返すのが基本です。つまり、トータル3分間、「足踏み＋イヤイヤ」を。

②の足踏みは、最初のうちはゆっくりしたスピードから始め、慣れてきたら少しずつスピードを上げていきましょう。また、1分間の「足踏み＋イヤイヤ」がキツイときには、30秒、あるいは15秒からでも大丈夫です。

シンプルな運動ですが、下半身の動き（その場でジョギング）と、上半身の動き（イヤイヤ）を組み合わせることで、ウォーキングの3倍ほどの運動量になります。

1回3分間のゾンビ運動で、10分間ウォーキングを行ったのと同じくらいの運動効果を得られるということです。これを朝・昼・晩と3分間ずつやれば、1日30分歩いたのとほぼ同じことになります。血管の若返りには十分です。

◆運動しながら、リラックスもできる

ゾンビ体操のいいところは、ひとつの運動で、たくさんの効果が期待できること。

まず、ゾンビ体操は、筋肉や骨に適度な負荷をかけるので、腹筋、腸腰筋《ちょうようきん》（腰椎《ようつい》と大腿骨を結ぶ筋肉）、大腿筋、ふくらはぎの筋肉、そして骨が丈夫になります。**筋肉量が増えれば、腰痛やひざ痛の予防・改善にもなりますし、冷え性の根本的な改善にもつながります。さらに、最近の研究で、筋肉がつけば、免疫細胞が活性化され、免疫力がアップすることもわかってきました。**

もちろん、血管力アップにも効果的です。血管が拡張して、血行がよくなり、血管若返り物質のＮＯがどんどん分泌されます。それが血管内皮細胞の働きを良くし、さらにＮＯを呼び、血管力を高めてくれます。

あるテレビ番組の企画で、ゾンビ体操を１週間続けていただいた蛭子《えびす》能収《よしかず》さんは、57歳だった血管年齢が48歳に、９歳も若返りました。たったの１週間で、です。しかも、蛭子さんは１、２日サボったそうですが……。

もう一つのユニークな効果は、ストレスを解消できるということです。

この動きを思いついたのは、子どもたちが小さい頃、駄々をこねてイヤイヤするのをなだめていたときでした。子どもは、嫌なことがあると、でんでん太鼓のように体をねじりながら腕をブラブラと振り回し、全身で「イヤだー」と表現しますよね。そして、めいっぱいイヤイヤをしたら、嵐が過ぎ去った後のように、今度はニコニコ笑っています。

そんな様子を見て、「どうして子どもは無意識にイヤイヤの動きをするのかな」とふと思い、自分でもやってみたら、なんだかスッキリしたのです。肩や腕の力を抜いて、だらーんと垂らしてイヤイヤをすると、首や肩がほぐれて、しかもストレス発散になる――。

通常、運動中は血圧、心拍数が上がり、交感神経の働きが高まりますが、このゾンビ体操は、体を動かしながら、リラックス効果もあるので、交感神経をあまり高めません。だからこそ、楽しく続けることができます。

続けると血圧や血糖値が下がったり、肩こり・腰痛や冷え性が改善されたり、お腹がへこんだりと効果を実感できるので、ますますやる気が出て、運動が楽しくなるでしょう。

ふだんの生活でストレスをためこみ、常に交感神経が緊張しがちな現代人に自信を持っておすすめできる、最適な運動です。

ゾンビ体操 ①基本姿勢

お腹に力を入れ、
背スジをまっすぐ伸ばして基本の姿勢をとる

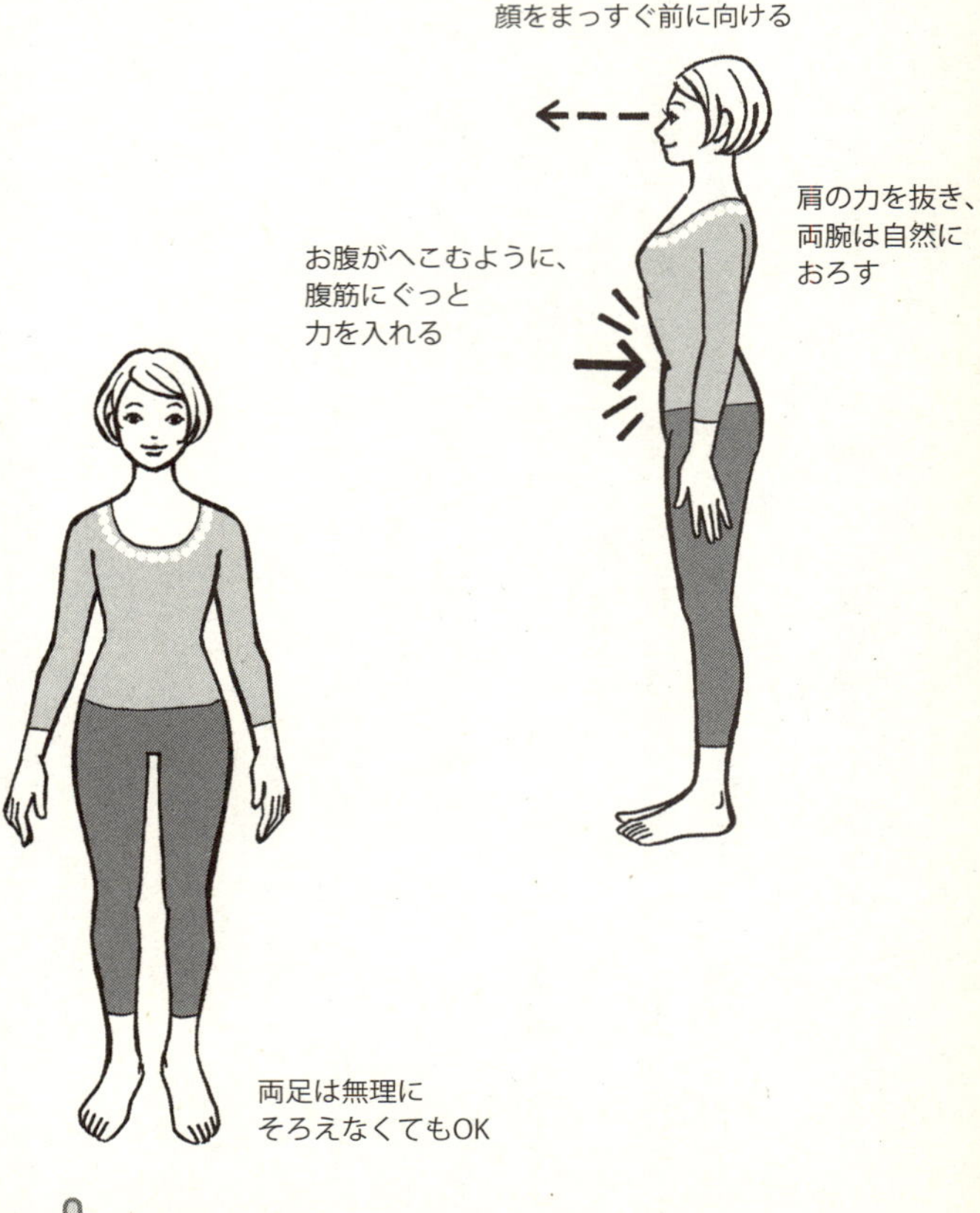
顔をまっすぐ前に向ける
肩の力を抜き、
両腕は自然に
おろす
お腹がへこむように、
腹筋にぐっと
力を入れる
両足は無理に
そろえなくてもOK

コツ
あごを前に出さない
背中を丸めない

ゾンビ体操 ②下半身の動きの基本

その場で足踏み運動をする

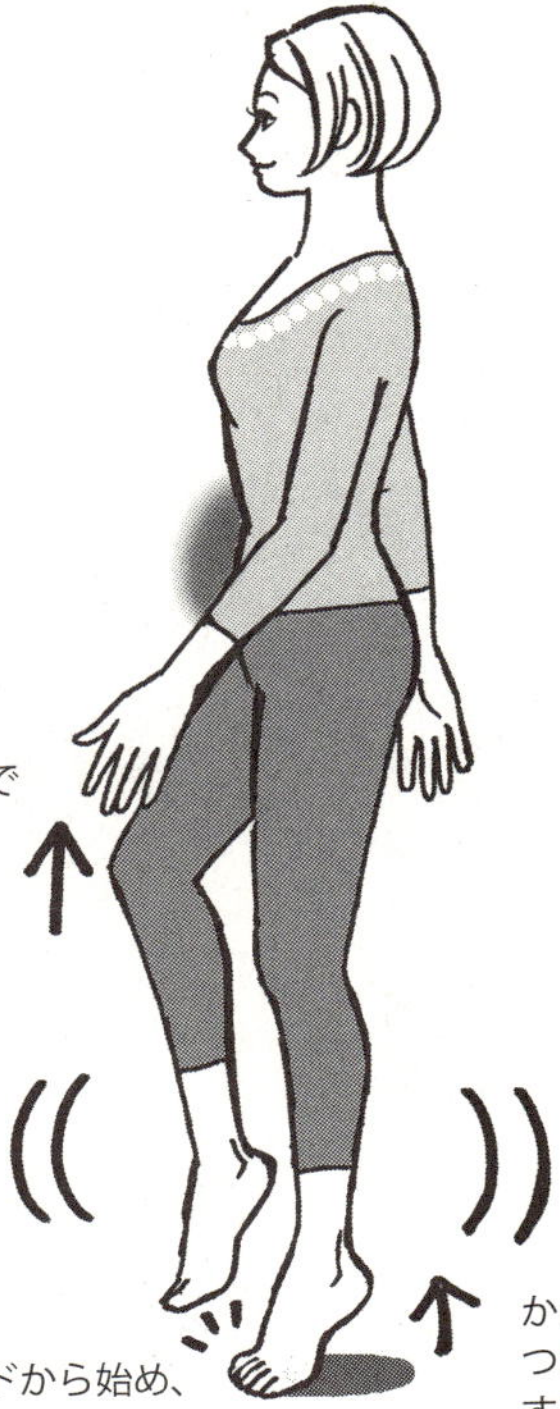
ひざを少し上げて、
リズミカルにその場で
足踏みをする
最初は
ゆっくりしたスピードから始め、
慣れてきたら少しずつ
足踏みのスピードを上げる
かかとを上げて、
つま先だけで足踏み
するとより効果的

コツ 最終的にはジョギングのような動きになるのが理想的

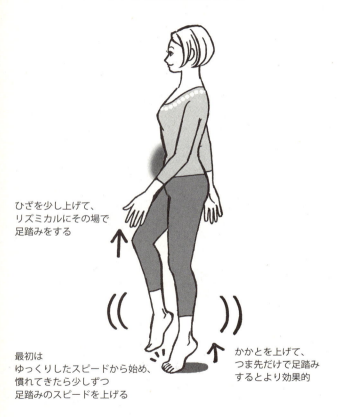

ゾンビ体操 ③上半身の動きの基本

肩の力を抜いて両腕をブラブラさせる
（下半身はジョギングを続ける）

肩から手の先までの
力を抜いて、
イヤイヤをするようにして
上半身をねじる

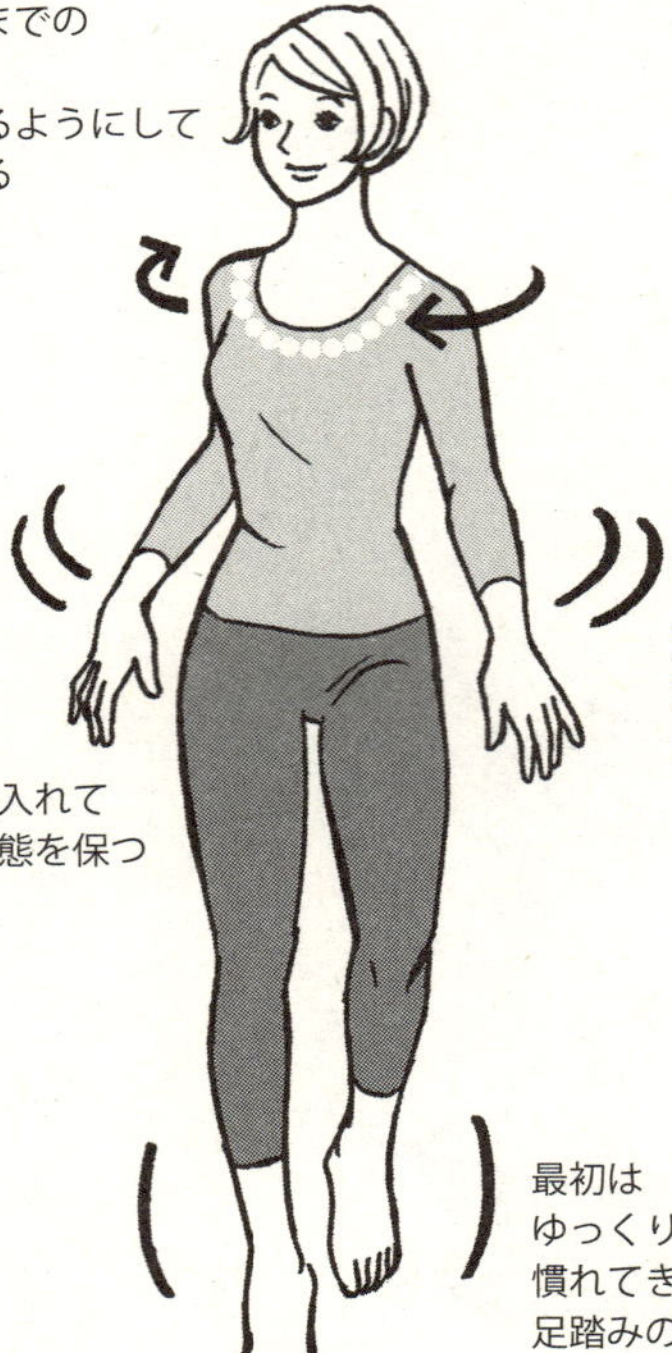

肩が前後に動く。
両腕は自然に
ブラブラゆらす

お腹は
しっかり力を入れて
へこませた状態を保つ

最初は
ゆっくりしたスピードから始め、
慣れてきたら少しずつ
足踏みのスピードを上げる

コツ

足踏み運動と上半身の動きを
同時にうまくできない場合は、
上半身と下半身の動きを別々に1分間ずつ
行なってもよい

②と③の動きを
同時に

1分間

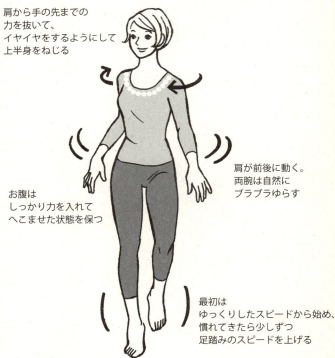

ゾンビ体操 ④インターバル

休憩する

②と③の動きを同時に1分間したら、
その場で大きく足踏みしながら
呼吸を整える

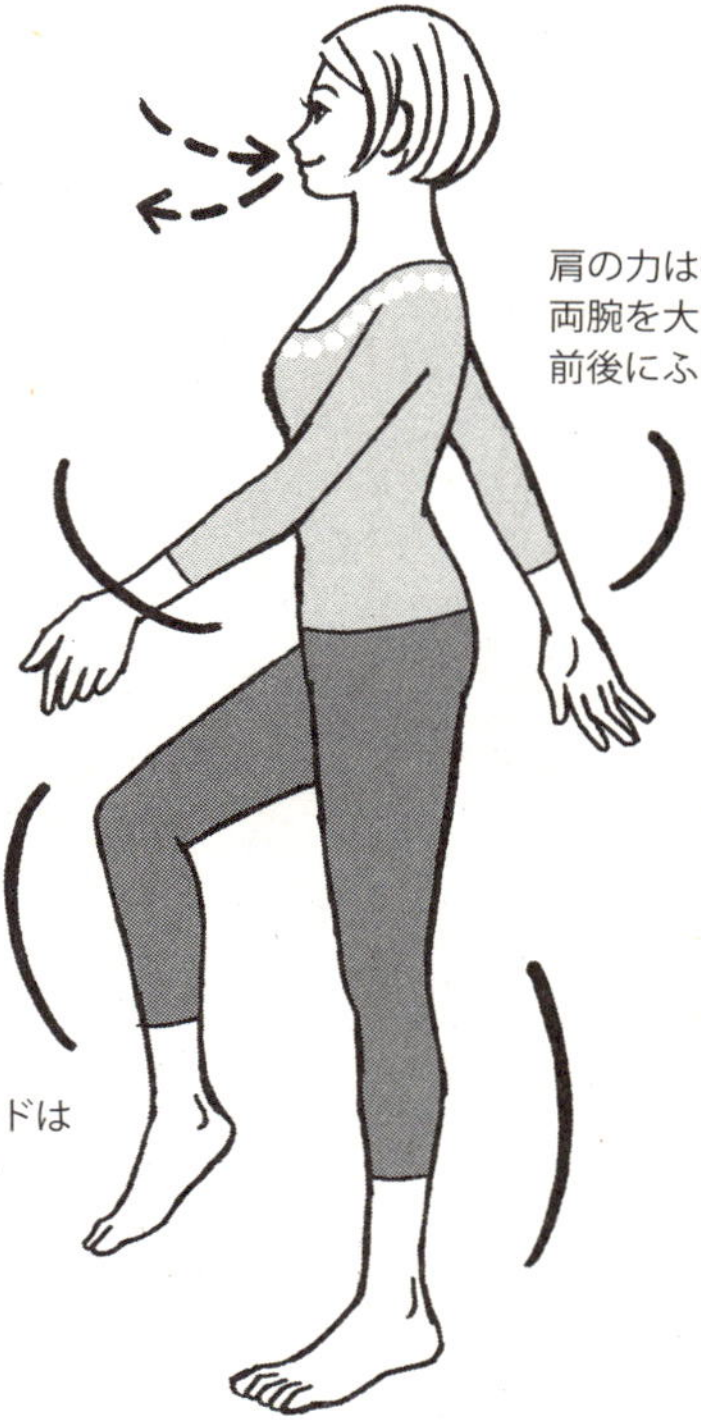

肩の力は抜いたまま、
両腕を大きく
前後にふる

足踏みのスピードは
ゆっくりでよい

コツ

このときの足踏みは、かかとをつけても OK

1分間

「池谷式筋トレ&ストレッチ」で老けない体をキープ！

ここまでに紹介してきた「5分限定運動」も、「ゾンビ体操」も、共通点があります。

それは、有酸素運動であるということ。

これらは、実年齢以上に老けてしまった血管、体内を年相応に戻すのにとても役立ちます。

ただし、年相応以上にもっと若返りたいと思ったら、有酸素運動だけではちょっと物足りない。やっぱり筋トレも欠かせません。

年を取れば、普通に過ごしているだけでは筋肉は落ちていくものです。適度な筋肉がなければ、まず見た目が弱々しく老けていってしまいます。もちろん見た目だけではなく、転びやすくなったり、膝や腰に痛みが出やすくなったり、体を支える上でも大事です。若さを保つには、筋肉は欠かせません。

さらに、ゾンビ体操のところでもちらりとふれましたが、**筋肉を増やすこと自体が免疫力アップにつながります。**なんと、筋肉量が多い人は少ない人に比べて、病気になったときの死亡率が半分以下になるというデータまであるのです。

ただ、筋トレという響きに苦手意識がある方もいるでしょう。そういう方でもやる気が出るように、ちょっとユニークな動きを取り入れたのが、「池谷式筋トレ&ストレッチ」です。

池谷式筋トレ&ストレッチ①ゾンビ腹筋

ゾンビのように、ゆっくりと起き上る腹筋です。

①仰向けに寝て膝を立て、手は太ももの上に軽く置く
②お腹全体にグッと力を入れ、おへそを見るようにして、息を吐きながら上半身をゆっくり起こす。両腕は、床と水平になるようにまっすぐ伸ばす
③途中まで上半身を起こしたら、そこでキープ。息を吐きながらゆっくりと5秒数えたら、息を吸いながらゆっくりと体を①に戻す

ゆっくりと上半身を起こし、上まで上げきらないことで、腹筋全体を使います。

普段あまり運動していない人は、2~3回で、お腹にけっこうききますよ。

池谷式筋トレ ①ゾンビ腹筋

1 仰向けに寝転がり、ひざを立てる。
手は太ももの上に軽く置く

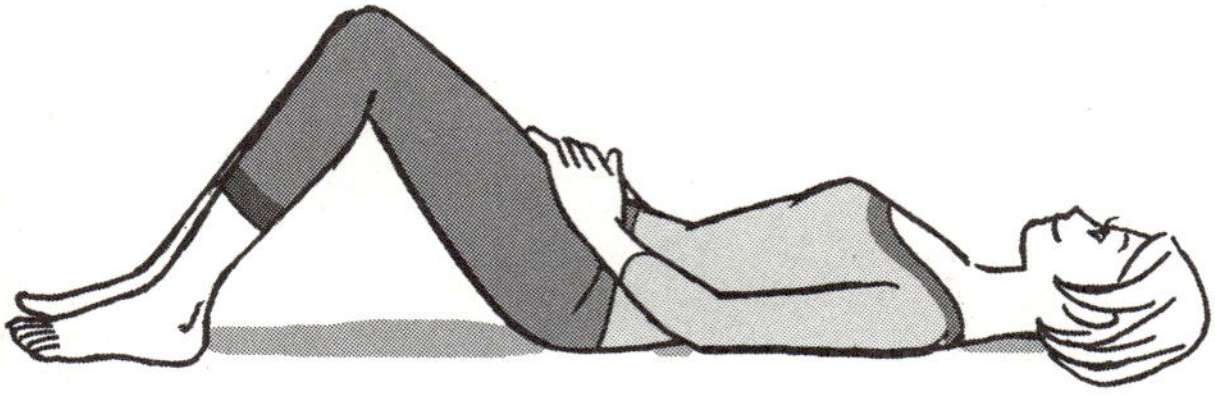

2 お腹全体にグッと力を入れながら、
へそを見るようにして、息を吐きながら
上半身をゆっくりと起こす。
両腕は床と水平になるよう、
まっすぐ伸ばす

3 その状態でゆっくりと5秒数えてふーっと息を吐き、
息を吸いながらゆっくりと体を①に戻す

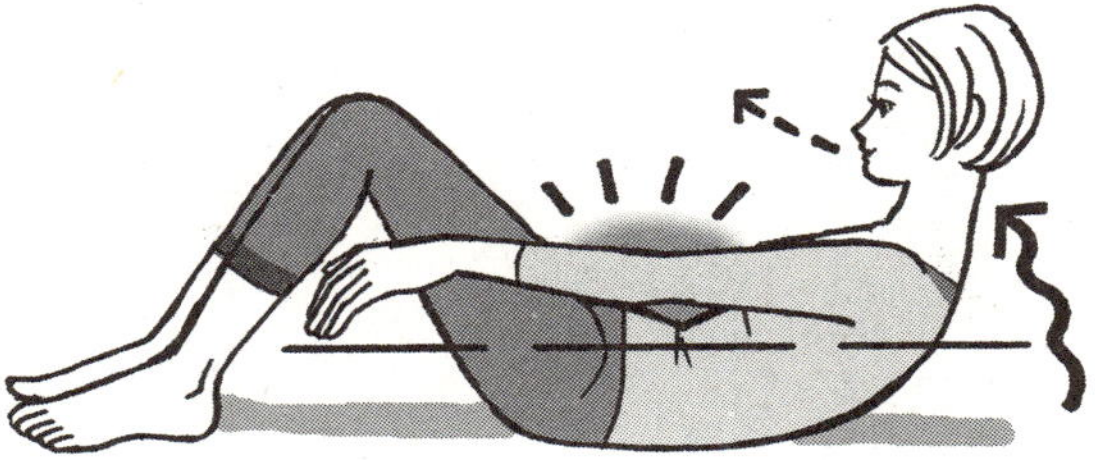

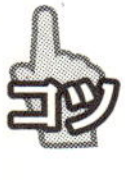

ソンビのようにゆっくりと起き上がろう！
ゆっくり行なうことで、腹筋全体を使うことになる。
腰は床についた状態でOK。上半身を全部上げないことで
腹筋全体のトレーニングになる。
2～3回行なうと効果的

池谷式筋トレ&ストレッチ ②イニシャル腹筋

仰向けになった状態で両脚を上げて、自分の名前のイニシャルを空中に描くという単純な動きですが、ゾンビ腹筋よりもちょっと強度高めです。

①仰向けに寝転がって、両手は左右に広げて床につけ、両脚は軽くそろえる

②両脚をそろえたまま、持ち上げ、そろえた脚で、空中に自分のイニシャルを描く

私の場合、「池谷敏郎」なので、「T、I」と。楽しみながらできる腹筋トレーニングです。文字によって難易度が異なりますので、物足りない方はフルネーム、ひらがな、漢字などにチャレンジしましょう。

腰を痛めないように、腰と床の間ににやわらかいタオルなどを入れて、すき間をつくらないようにしてください。

池谷式筋トレ ②イニシャル腹筋

1 仰向けに寝転がり、
両手は広げて床につけ、
両脚は軽くそろえる

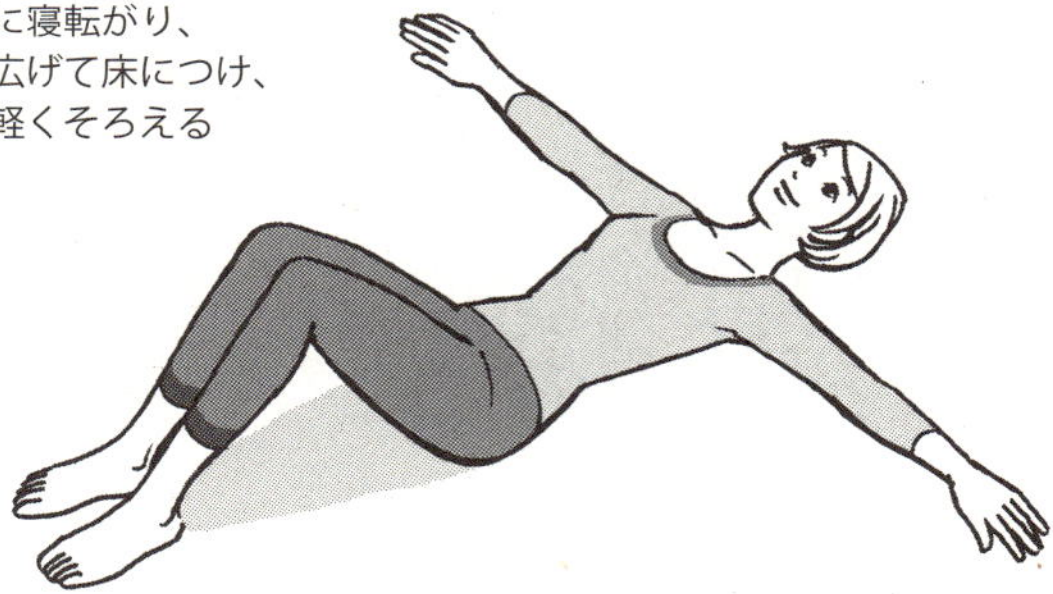

2 両脚をそろえて持ち上げ、空中で、
T、I などイニシャルを大きく描く

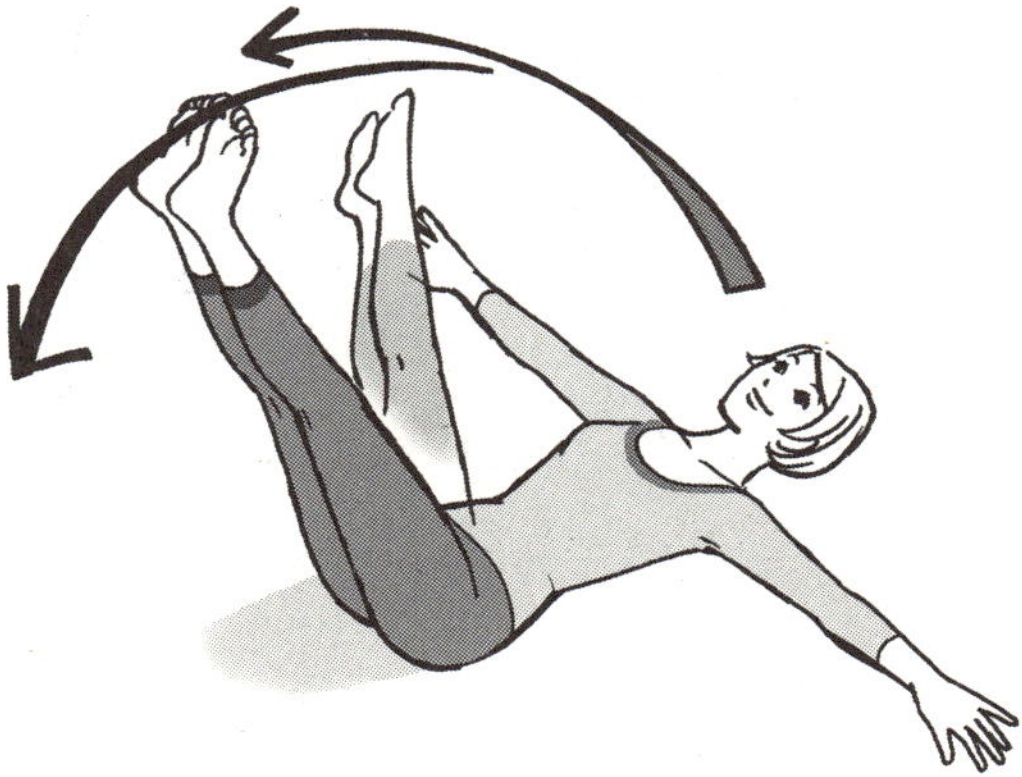

コツ

脚はできるだけ大きく動かしましょう！
①のゾンビ腹筋に続けてやるとより効果的。
２文字だと物足りない人は、TOSHIROUなど、名前を描いてみましょう。
文字はイニシャルでなく、ひらがなや漢字などでもOK。

池谷式筋トレ＆ストレッチ ③腕立て伏せ

胸板を厚くするのはやはり、腕立て伏せです。基本版がきつければ、机を使った「初心者向け」のほうを。どちらもゆっくり10～15回やると効果的です。

☆基本版

①両手を肩幅に開いて床につき、両脚は大きく開いて、体を床と平行にする
②胸をできるだけ床に近づけるようにして、ゆっくりと腕を曲げる
③ゆっくりと①に戻す

☆初心者向け……机を使います

①背筋はまっすぐ伸ばし、脚は大きく広げる
②しっかりした机に、肩幅くらいに開いて両手をつく
③上半身を倒すようにしてゆっくりと腕を曲げる
④ゆっくりと①に戻す

池谷式筋トレ ③腕立て伏せ

1 両手を肩幅くらいに開いて床につき、
両脚を大きく開いて体を床と平行にする

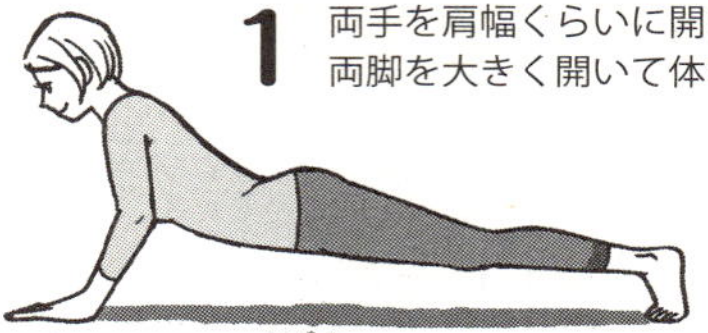

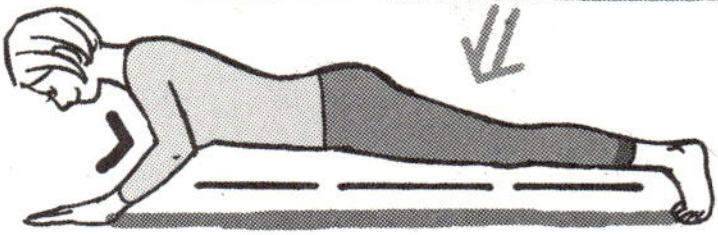

2
胸をできるだけ床に近づけるようにして、ゆっくりと腕を曲げる

コツ 10 ～ 15 回行なうと効果的。
きつくてできない人は、机などを利用するとよい

③机を使った腕立て伏せ

2 しっかりした机に、両手を
肩幅くらい開いてつける

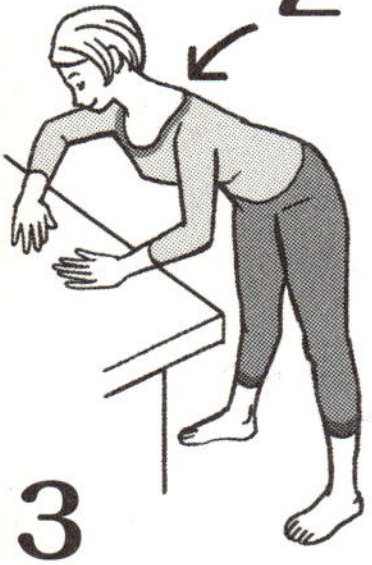

3
上半身を倒すようにして、
ゆっくりと腕を曲げる

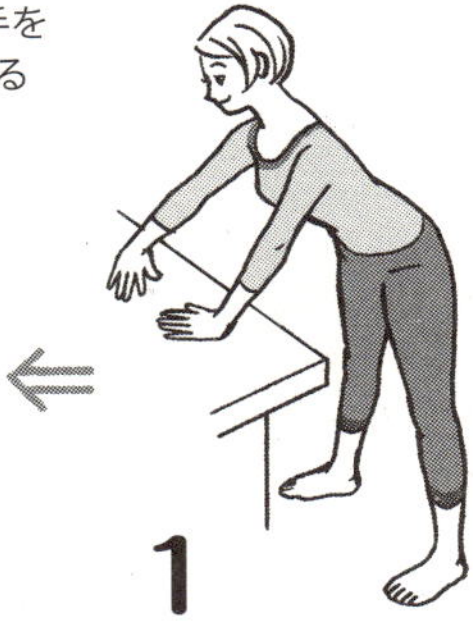

1
脚は大きく広げる

コツ 10～ 15 回行なうと効果的。
背スジがまっすぐになるよう意識する。
腹筋全体に力を入れながら行なう

池谷式筋トレ&ストレッチ④スクワット

下半身を鍛えるには、スクワットが効果的です。次の動作を2～3回繰り返しましょう。

①背筋を伸ばし、両脚を肩幅より少し広めに開いて立ち、両手は太ももにそえる
②息を吐きながら、1から5まで数えつつ、ゆっくりと腰を落とす。このとき膝がつま先より前に出ないように
③腰を落としたら、息を吸いながらまた1から5まで数え、ゆっくりと①に戻る

ベーシックなスクワットですが、どこでも手軽にできるのがいいところ。仕事の合間に、ちょっとしたスペースを見つけて行うのもいいでしょう。

ただし、慣れていない人は、腰を落とす深さを浅くしてください。負荷が強すぎるとケガのもとです。

池谷式筋トレ ④スクワット

1

両脚を肩幅より少し広めに開いて立ち、
背筋を伸ばし、
両手は太ももにそえる

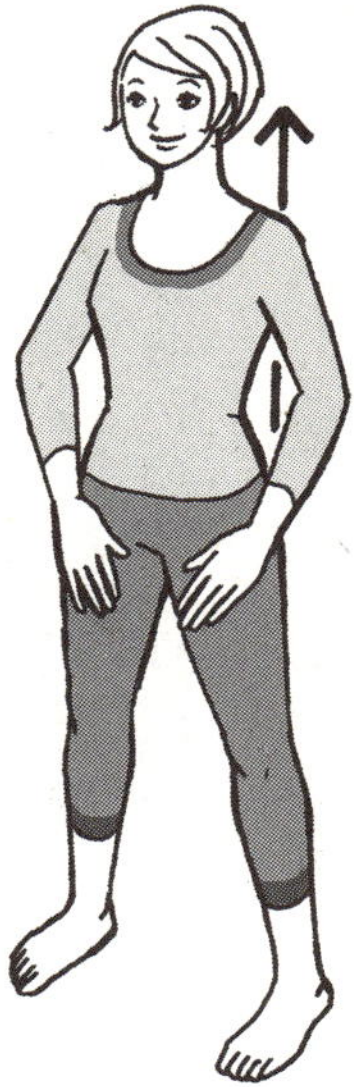

2 息を吐きながら、
1から5まで数えつつ、
ゆっくりと腰を落とす

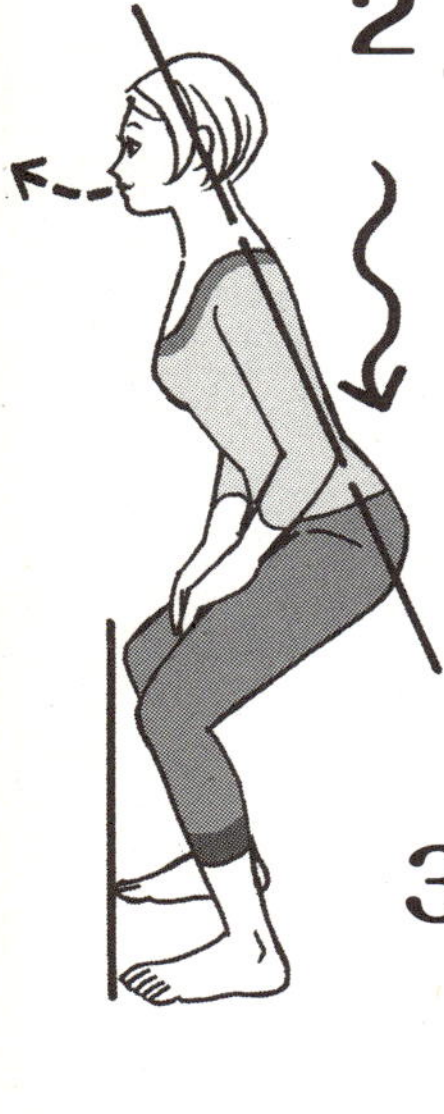

3 腰を落としたら、
息を吸いながら
1から5まで数えつつ、
ゆっくりと1に戻る

コツ
2～3回行なうとよい。
背中が丸くならないように。
膝がつま先よりも前に出ないように。
きつい人は腰を落とす深さを浅くしましょう

池谷式ストレッチ①インベーダーストレッチ

肩甲骨、動かしていますか?

普段、ほとんど意識していないのではないでしょうか。**気づいたら背中が丸まっている人、背中にコリを感じている人、腕を上げるのがツライ人は、肩甲骨まわりが固まっている可能性大。血流が悪くなっています。**

インベーダーストレッチは、肩甲骨をしっかり動かすことが目的です。肩甲骨がなめらかに動くようになると、肩こりも良くなりますよ。

①壁に背中をぴったりとつけ、両脚をそろえて立つ
②両腕を直角に曲げ、左右に広げ、ひじが肩の高さになるように持ち上げる
③手の甲、ひじ、肩、腰を壁につけたまま、ゆっくりとバンザイをする
④ゆっくりと②に戻した後、手を上げたまま脇をしめるようにしてひじをさげる
⑤③④をゆっくり2~3回くり返す

池谷式ストレッチ ①インベーダーストレッチ

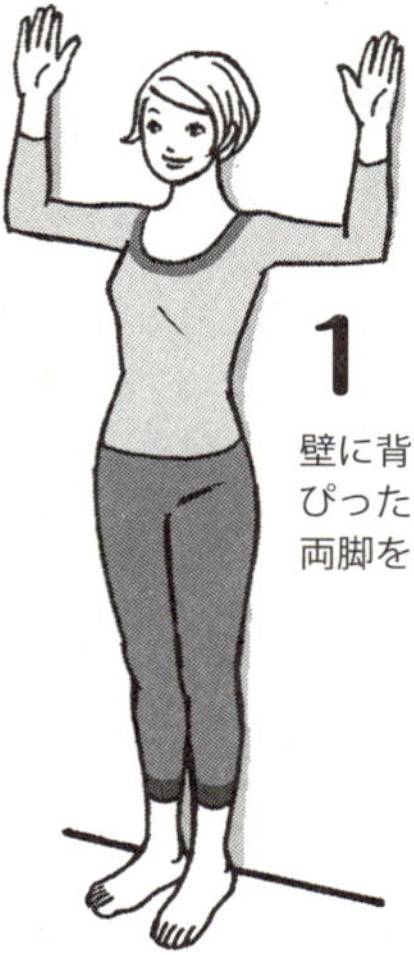

1

壁に背中を
ぴったりとつけ、
両脚をそろえて立つ

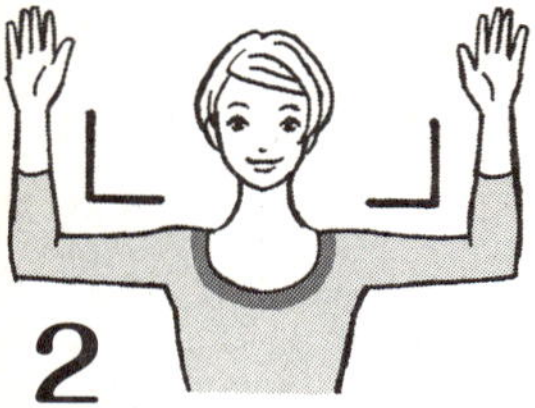

2

両腕は肩の高さで一直線になるよう
にもち上げ、ひじは直角に保つ

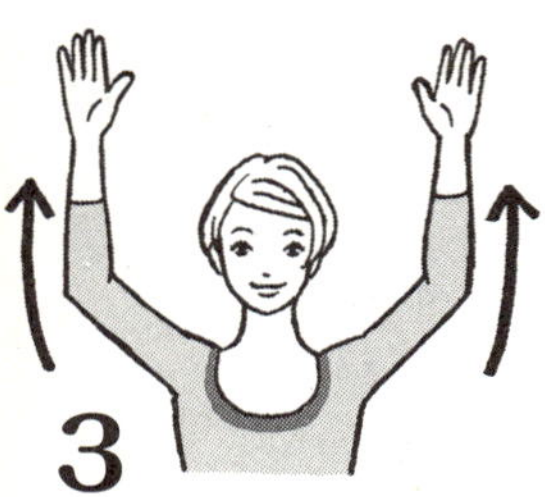

3

手の甲、ひじ、肩、腰を壁につけたまま
ゆっくりバンザイする

4

2に戻してから
手を上げたまま脇をしめるようにし
て、ひじをさげる

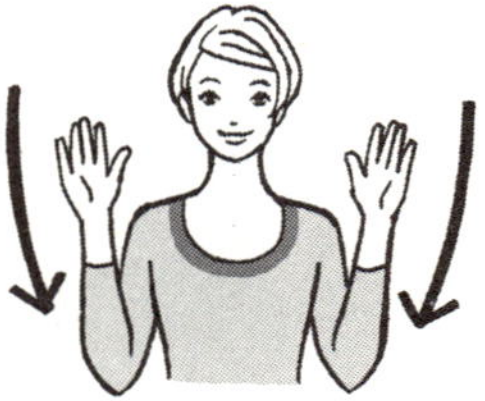

5

③〜④を
2〜3回くり返す

コツ

壁にベタッと背中をつけて、昔はやったゲームの
インベーダーのように両腕を動かす。
肩甲骨がしっかり動くので肩こり解消に効果的

池谷式ストレッチ②首のストレッチ

首は一日中、重い頭を支えています。パソコンの前に長時間座っていたり、猫背気味で頭が前に出ているような姿勢を長く続けていると、首に負担をかけてしまいます。首のコリを感じている方は、首の筋肉を伸ばすストレッチで和らげましょう。

☆その1

①椅子に座り、左手は座面をにぎり、右手は頭の左側にかけます。右手で軽く引っ張るようにして、頭をゆっくりと右に曲げ、首を伸ばす

②左右を逆にして、首の右側を伸ばす

☆その2

①椅子に座り、背筋を伸ばし、両腕は自然に下ろす

②首をすくめるようにして、肩をぎゅっと上げる

③力を抜いて、ストンと肩を下ろす

池谷式ストレッチ ②首のストレッチ

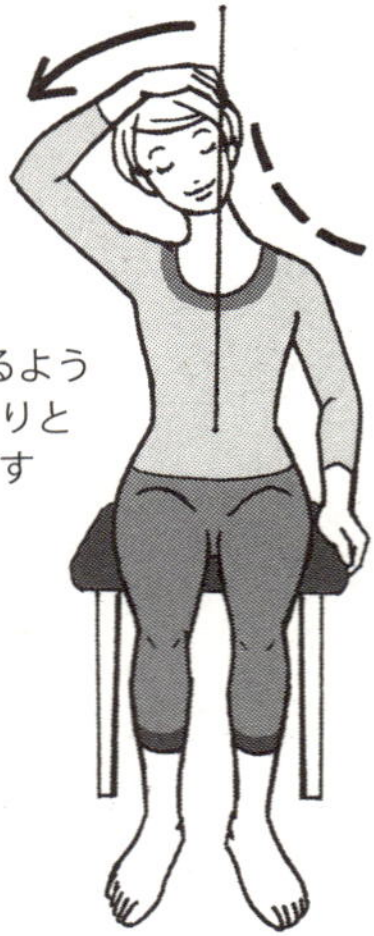

1 椅子に座り、
左手は椅子の座面をにぎり、
右手は頭の左側に軽くかける

2
右手で軽く引っ張るようにして、頭をゆっくりと右に曲げ、首を伸ばす

3 左右を逆にして行なう

1 椅子に座り、背筋を伸ばし、
両腕は自然に下ろす

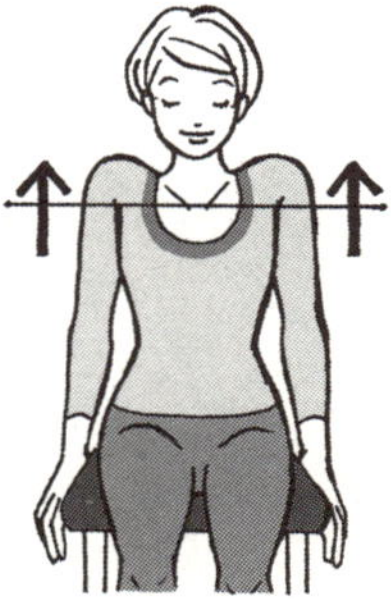

2 首をすくめるようにして、
肩をぎゅっと上げる

3 力を抜いて、
ストンと肩を下ろす

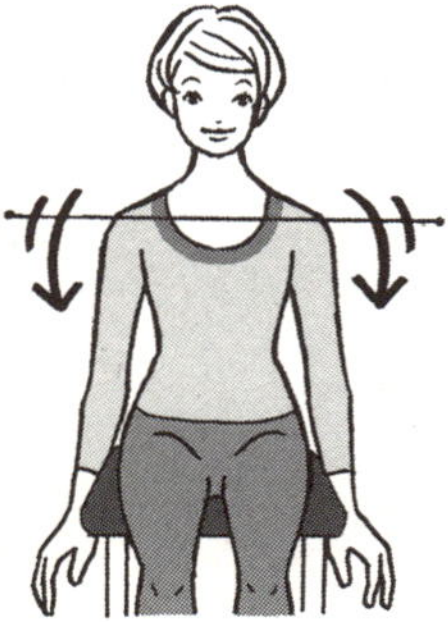

効果 肩こり解消に効果的

池谷式ストレッチ ③ながらドローイン

最後に、日常のなかでこっそりできる筋トレを紹介しましょう。
「ドローイン」、聞いたことはありますか？　お腹を背中にくっつけるようなイメージで、下腹をぐっとへこませ、内臓をぐるりと取り囲むインナーマッスル「腹横筋《ふくおうきん》」を鍛える動作です。

ダイエット法やエクササイズとしてよく紹介されるドローインは、仰向けになった状態で、脚を立てて、お腹をへこませた状態を維持しながら呼吸をする、というもの。でも、**ドローインは座っていても、立っていても、歩きながらでも、どこでもできます。**私は、電車に乗っているとき、駅のホームで待っているとき、歩いているときなど、常にドローインを意識するようにしていますが、まずは、思い出したときにお腹を引っこめるようにしてください。

下腹に力を入れると、自然と頭の位置が上がって、腹筋と背筋も鍛えられ、姿勢が良くなります。胃や腸などの消化器官の働きも助けてくれるので、便秘の予防・改善も期待できますよ。

池谷式ストレッチ ③ながらドローイン

〈基本姿勢〉「ドローイン」

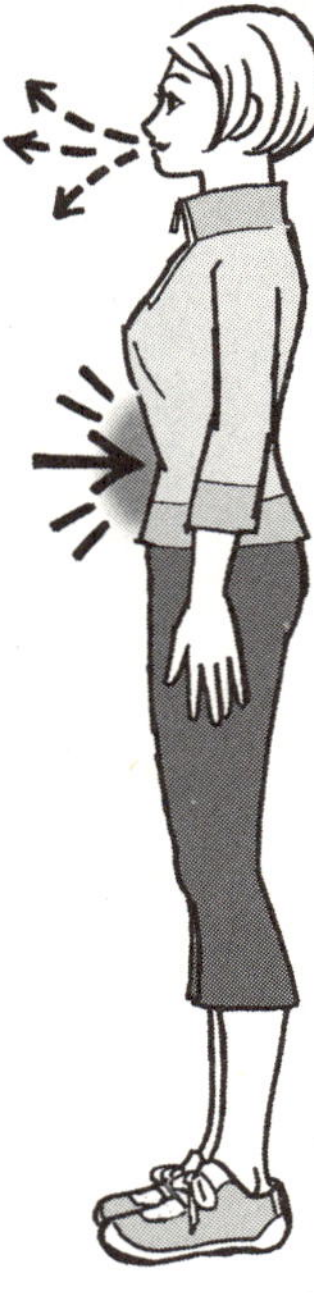

1
ドローインの姿勢を保つ

息を吐ききった状態でお腹をへこませる。
お腹と背中をくっつけるイメージで、
力を入れた状態を保つ。
ゆっくりと呼吸を続ける

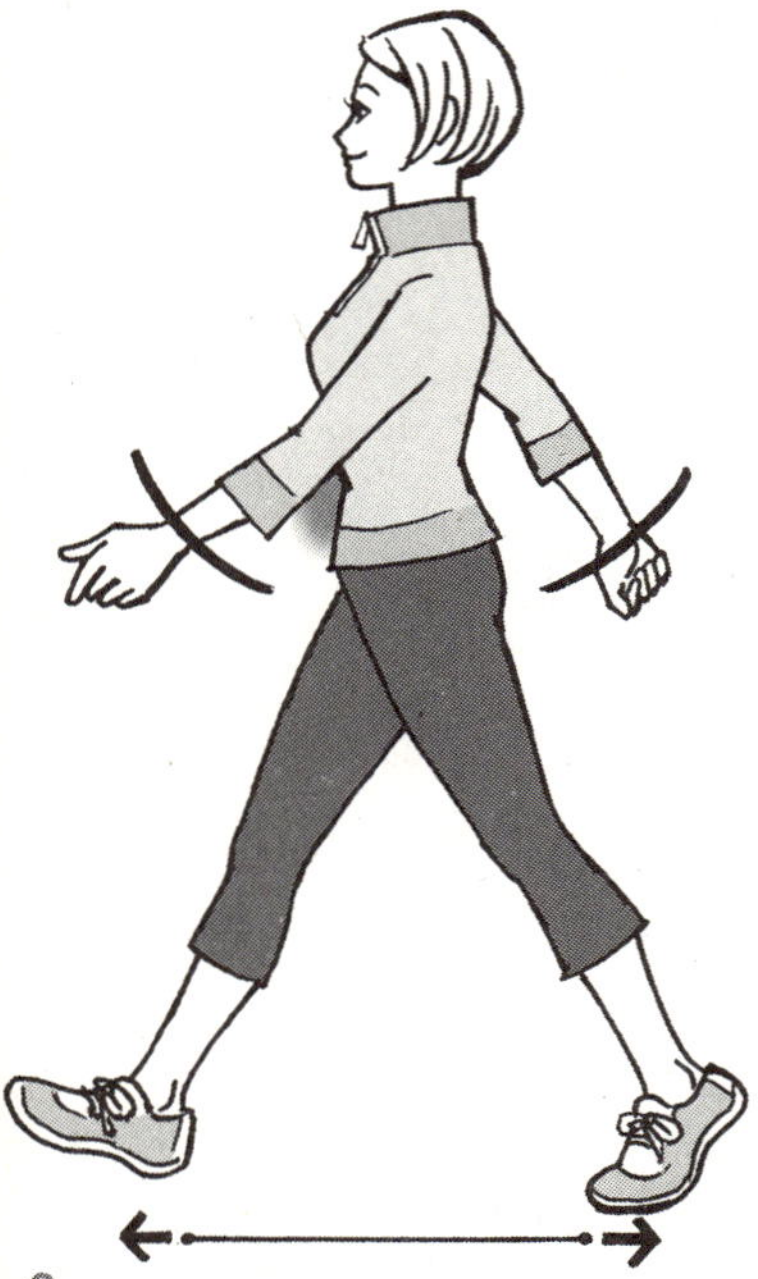

2
手足を大きく振って、早足で歩く

ドローインしたまま、手足を大きく振り、歩く。ふだんの歩幅より＋5cmくらいを意識して、なるべく早足にする。

コツ　通勤中や移動中は、いつもドローインウォーキングを心がけましょう！

5章　血管が若返る習慣

「起きる時間を一定に、早起き」が睡眠のポイント

私は、一日の始まりは、平日も休日も同じ時刻に起きています。クリニックがある日は、9時から外来診療が始まりますが、犬の世話や朝のジュース作りなどいろいろと仕事があるので、おのずと朝は早めに起きることになります。

「毎日同じ時刻に起きたほうがいい」ということはよく耳にするでしょう。なんとなくそのほうが目覚めがスッキリしそうで、体によさそうとはみなさん感じているかと思います。

でも、なぜ目覚めがスッキリするのか、なぜ体にいいのか、ご存知ですか？

それは自律神経の働きと関係しています。

起きる時刻が毎日一定だと、自律神経も、そのリズムに慣れてくれます。

起床時刻が近づくと自然に副交感神経の活動が静まり、交感神経が徐々に優位になっていくのです。ところが、起きる時刻がバラバラだと、副交感神経と交感神経

の切り替えがスムーズにいかなくなり、バランスが狂ってしまいます。

自律神経のバランスが崩れると、本来なら副交感神経が優位になって心身ともにリラックスできるはずの夜中に交感神経が緊張して血圧が上がるなど、心臓に余計な負担をかけることになります。ストレスに対応するホルモンの分泌も増え、眠りを妨げてしまうため、よく眠れず、当然、目覚めも悪くなります。

ですから、起きる時刻を一定にすることが大切なのですが、一定なら何時でもいいわけではありません。やっぱり朝起きることが大切。朝起きて、日の光を浴びる(正確に言うと、日の光が目に入る)ことで、体内時計がリセットされるからです。

また、**夜型の生活は、太りやすくなることからもおすすめできません。**体内時計を調節するとともに脂肪をためこみやすくする作用も併せ持つ「ビーマル1」、覚えていますか? 忘れてしまった方は、123ページを。

ビーマル1の作用がもっとも高まるのは、夜中2時ころです。その前後は脂肪をためこみやすい時間帯。夜型の生活になると、つい夜遅い時間に何かしら食べてしまいますよね。そうすると、脂肪をたくわえやすく、肥満につながって、ひいては血管が老化します。やっぱり早起きは三文の徳なのです。

睡眠が5時間未満だと要注意

睡眠と言えば、最近「睡眠負債」という言葉をよく聞くようになりました。2017年の新語・流行語大賞のトップテンにも選ばれました。

睡眠負債とは、日々の睡眠不足がまるで借金のように少しずつ積み重なり、心身に悪影響を及ぼし、日々の生活の質を下げている——という状態です。睡眠負債という観点で考えると、多くの日本人は、絶対的に寝不足だと言われます。

たしかに、もう少し睡眠時間を長くとれれば、昼間の集中力がより高まって、仕事の効率が良くなったり、体調が良くなるかもしれません。だから、睡眠不足を感じている人は、寝る時間を見直すことも一つの方法です。

ただ、あまり神経質にならなくてもいいのではないか、と私は考えています。というのは、日本人の平均睡眠時間は、総務省統計局の「平成28年生活基本調査」によると、7時間40分です。

年代別、性別で見ると、40代後半から50代の女性の睡眠時間がもっとも短く、7時間を切っています。逆に言えば、40代後半から50代の女性以外は、平均的に、7時間以上寝ています。85歳以上の人に限っては、男女ともに平均9時間超えです。

一方、厚生労働省が公表している「健康づくりのための睡眠指針2014」に記された、年代ごとの適切な睡眠時間は次のとおり。

・10代前半　8時間以上
・25歳　約7時間
・45歳　約6・5時間
・65歳　約6時間

実際の平均睡眠時間と理想の平均睡眠時間を比べると、思いのほか、十分に寝ているのです。こう書くと、「私はそんなに寝ていません！」「7時間も眠れません」

などと心配される人もいるでしょう。でも、適切な睡眠時間には個人差があります。それに、先ほどの理想の睡眠時間からもわかるとおり、年齢を重ねると睡眠時間は短くなるものです。「若い頃よりも眠れなくなった」と気にされる方もいますが、それは自然なことなのです。

血管という観点から、睡眠時間を考えると、目安は5時間以上。**血管を老化させるのは、睡眠時間が5時間を切るような場合です。**なぜなら、睡眠が5時間未満だと血圧が上がる、4時間未満になると血管事故が増えるという統計が出ているから。

5時間以上寝ているのであれば、心配することはありません。睡眠負債を指摘する先生は「6時間でも足りない」「もっと寝たほうが日中の効率が良くなる」と指摘されますが、現実的には難しいことが多いでしょう。塩分は1日6グラムが理想と言われても現実的には難しく、8〜9グラムを落としどころにするのと同じように、眠りも現実的に可能な落としどころを見つけながら、血管事故の予防に努めてください。

睡眠薬を飲んで寝た翌朝、目覚めがいいのは「よく眠れたから」ではない

「夜中に目が覚めてしまう」「寝つきが悪い」というお悩みも多く、患者さんから睡眠薬を求められることも多々あります。よく使われるのが、マイスリーやデパスといったベンゾジアゼピン系の睡眠薬や安定剤です。

以前は、みなさんお悩みですし、少量であればいいだろうと考え、私も処方していました。でも、睡眠薬が転倒や骨折の原因になり、寝たきりにもつながり得ることを知り、患者さん一人ひとりにていねいに説明し、処方をやめることにしました。

これまでに400人近くの患者さんに対し、睡眠薬をやめてきたのですが、最初のうちは「どうか今日だけは出してください」とすがられたり、「意地悪！」と怒られたり。長年通ってくださっていた患者さんが、「こんな意地悪な先生のところにはもう来ない！」と怒って帰ってしまったこともありました。

「食べると転倒・寝たきりにつながります」と書いてあるお饅頭は、いくら美味し

くても食べませんよね？　すぐに食べるのをやめるはずです。ところが、薬だと手放せなくなってしまう。

それだけ、睡眠薬依存ができあがっていたのです。患者さんたちの反応を見ながら、「こんなにも依存をつくっていたのか」と反省しました。

一方で、睡眠薬を手放した患者さんたちは、「○さん」と呼んだときの反応、診察室に入ってきたときの目力がまったく違いました。以前は、「○さん」と呼んでもなかなか診察室に来てくれなかった人が、スッと入ってきてくれるようになったのです。顔つきも、シャキッとされて、「これが本当の姿なんだ」と驚きました。

作用時間の短い、軽い薬を選んで使っていましたが、それでも昼間まで残っていたのです。これでは確かに転倒・骨折が起こるな、とよくわかりました。

薬をなかなか手放せない患者さんのなかには、「目覚めが違う」とおっしゃる方もいます。「睡眠薬や安定剤を飲んで寝ると、よく眠れて気持ちよく起きれる」とおっしゃるのですが、起きたときに気分がいいのは、「よく眠れたから」「夜中に目が覚めなかったから」ではなく、薬の抗不安作用が効いているから。**薬がまだ残っているから、不安なき目覚めが訪れるのです。**

また、睡眠薬によって深く眠れるようになり、安定剤によって気分が穏やかになれば、確かに血圧は安定します。でも、そうやって血圧を下げても、転倒して骨折して寝たきりになれば、健康寿命は短くなってしまいます。それでは意味がありません。

血圧が高いのなら、血圧を下げる薬があります。何も、睡眠薬や安定剤で血圧を下げる必要はないのです。

逆に睡眠障害が血圧を上げて、血管事故を増やす可能性はありますが、すでに説明したとおり、それは睡眠時間が4時間を切るような場合です。血圧に限っては、5時間未満。しかも、途中で目が覚めるかどうかは関係ありません。途中で目が覚めようと、5時間ほどの睡眠がとれている人は合格です。

実際、400人ほどの患者さんが睡眠薬の服用をやめ、そのうちの300人近くの方は「途中で目が覚めるようになった」とおっしゃいます。でも、血管事故は増えていませんし、血圧のコントロールも悪くなっていません。

イライラ、ムカムカを抑えるコツ

物事がスケジュール通りにいかなくてイライラ、後輩の口のきき方にムカムカ、渋滞に巻き込まれた上、割り込まれてカッとなる――などなど、生活のなかでイラッとするとき、ストレスを感じるときは誰しもありますよね。

でも、イライラ、ムカムカしたとき、私たちの血管には良くないことが起こっています。特に、人への怒り、嫉妬などは交感神経を盛大に刺激し、コルチゾールやアドレナリン、ノルアドレナリンといった、いわゆるストレスホルモンを分泌して、血管を収縮させて血圧、心拍数を上げ、心臓に負担をかけてしまうのです。

こんな研究結果もあります。ハーバード大学が20年にもわたって行った調査によると、激しい怒りの後には、急性心筋梗塞や狭心症などの心臓発作を起こすリスクが4・7倍まで急上昇するそうです。

ただ、血管に悪いとはわかっても、怒りや嫉妬といった感情は自然に湧き上がってくるもの。完全になくすということはできません。避けることはできないのなら、湧き起ってきた怒りをいかに鎮めるか、ストレスが持続しないように、いかに発散するかが大事です。

カーッと頭に血がのぼったとき、簡単にできるリラックス法が、息を吐くということ。ふーっと腹式呼吸で息を吐くと、副交感神経の働きを強めてくれます。

オフィスでも、どこでもすぐにできるのでおすすめです。そのほか、次のような方法も試してみて自分に合った「イライラを逃す方法」を持っていると便利です。

・単純な手仕事に没頭する
・イラッとした内容を文字にする
・何も考えずに、早歩きとゆっくり歩きをくり返す
・全身にぎゅっと力を入れてから、パッと脱力する

怒りで興奮しているときの体内はタバコを同時に3本吸っているのと同じくらいのストレスがかかっています。そう聞くと怒るのがバカらしくなってきませんか？

「笑い」がストレスホルモンを減少させる

怒ると、交感神経が刺激され、ストレスホルモンがたくさん分泌されて、血管が収縮して血圧が上がる、と書きました。実は、怒りの体への悪影響はそれだけではありません。続きがあります。

ストレスホルモンは、リンパ球やＮＫ（ナチュラルキラー）細胞、マクロファージといった免疫細胞の働きを抑制させてしまうのです。つまり、**ストレスホルモンが分泌される状況が続けば、免疫機能が低下してしまいます。**

では、逆に、笑うと？

怒りの反対の効果が得られます。

笑うと、心がリラックスして、ストレスホルモンが減少していくのです。

ストレスホルモンが減少すれば、血管も開き、血圧も安定し、そして免疫機能ま

で上がります。

笑いが免疫機能を高めることから、がん治療に取り入れられることもあるほどです。

人間の体のなかでは、実は健康であっても、日々、がん細胞ができています。がん化する細胞を見つけては退治してくれているのが、免疫細胞なのです。ということは、ストレスが続いて免疫細胞の働きが低下すれば、がんにもなりやすくなります。

ですから、たくさん笑いましょう。楽しいことがあるから笑うと考えられがちですが、その逆もあります。

笑えば、嫌なことを忘れられます。

お気に入りのお笑い芸人を探しておく、バラエティ番組を録画しておく、気の合う仲間と談笑する——など、自分なりの「これなら笑える！」という環境を用意しておくといいでしょう。

入浴で副交感神経を高める

あなたは、先にお風呂に入ってから夕食を食べる派ですか、それとも、先に食べてからお風呂に入る派ですか？

先にお風呂に入ってサッパリしてから食べたいという気持ちもわかりますが、血管のことを思いやるなら、おすすめは「夕食→入浴」の順番です。もっと言えば、夕食後、30分くらい経ってから軽い運動をし、お風呂に入るという流れがベスト。4章の運動のところでも書きましたね。

39～41℃のぬるめのお湯をはり、足先からゆっくりと浴槽に入ります。**お湯につかったら、できるだけ手足を伸ばしましょう。ゆったりとつかっていると、全身が温まり、体の末端まで血管が開き、血行がよくなって、筋肉の緊張もやわらぎます。**

そして入浴後、1～2時間で寝床に行くと、上昇した体温がほどよく下がり、副交感神経の働きが高まって、心地よく眠りに入れます。

夏場はシャワーですませてしまうという人もいますが、入浴が夜間の血圧を下げてくれ、心疾患の予防にも有用であることは、すでに証明済みです。血管はリラックスが大好きですから、一日のしめくくりは、ぜひゆったりとお湯につかりましょう。

より血管を若返らせるお風呂の入り方をまとめました。参考にしてください。

●ぬるめのお湯で

42℃以上の熱いお湯に急につかると、交感神経を刺激して緊張を呼び起こすため、血管が収縮して、血圧が急上昇します。

特に高血圧や年輩の方にはかなり危険です。ぬるめのお湯で、副交感神経を刺激し、リラックスしながら入りましょう。これは、シャワーの温度設定も同じです。

●脱衣所、浴室をあたためる

温度と言えば、脱衣所、浴室の温度も大事です。血管は、温度差にとても敏感。入浴中の死亡事故は年間1万4千件もあり、そのほとんどが温度差が原因で起こる血管事故です。温かい部屋から冷えた脱衣所にうつり、服を脱いで、洗い場の冷たいタイルに一歩踏み出すと、血管がキュッと収縮して血圧が急上昇し、心臓に負担がかかります。冬場、年輩の方は、入浴の前に脱衣所をあたため、浴室の洗い場にもお湯を流しておくといいでしょう。

●湯船につかるのはみぞおちまで

全身を温めるためについ首までドボンとつかってしまいそうですが、水圧で心臓への負担が増してしまいます。かといって体が冷えてはいけませんから、体が温まり、楽に呼吸できるギリギリの深さまで入りましょう。だいたいみぞおちのあたりまでがおすすめです。首までつかりたい場合は、数分ですませましょう。

●浴槽内でグーパー運動を

お湯につかりながら、手足を伸ばし、手先足先をグーパー、グーパーと閉じたり開いたりします。つま先を引き上げたり伸ばしたりする運動もおすすめです。

お湯で体が温まるだけでも、血管内皮細胞からＮＯが分泌されますが、グーパーの動きをすることでさらにNOが分泌され、手足の先まで血流が良くなります。
ただし、血圧が高めの人、降圧剤を飲んでいる人は無理をしないでください。

●長湯はしない

長湯も危険です。長くお湯につかっていると血管の過度な拡張と発汗による脱水で、血圧が下がりすぎてしまいます。そうすると脳に送られる血流が減少して意識を失ってしまうこともあるのです。20分以上お湯につかっているのは避けましょう。

●入浴の前後には水分補給を

脱水によって血圧が下がりすぎないよう、入浴前後にはコップ1～2杯の水分補給を。ちょっと長湯をしたいときは水筒やペットボトルを持ち込むといいでしょう。

最後にもう一つ、注意事項を。お酒を飲んだ直後の入浴は危険です。必ず酔いがさめてからにしましょう。たまに「酔いざましに、熱いお湯に入る」なんて方がいますが、血管事故につながる危険な行為ですので、もってのほかです。

歯周病から血管を守ろう

口のなかと血管なんて、一見、まったく関係がなさそうに思えますよね。ところが、大いに関係が深いことが、最近、わかってきました。日本人の8割が患っていると言われる「歯周病」が、喫煙や高血圧、脂質代謝異常、高血糖、内臓脂肪型肥満に次ぐ、**6番目の「動脈硬化をまねく要因」として注目されているのです。**

歯周病とは、歯と歯ぐきの間のすきまに「歯周病菌」が繁殖し、歯の周りに炎症を起こす病気のこと。ひどくなると、歯を支える土台まで溶かしてしまい、歯を失う原因になってしまいます。

この歯周病菌が血管のなかに入り込み、内膜の炎症を起こして、動脈硬化を引き起こすのです。実際に、動脈硬化のコブのなかから歯周病菌が発見されています。

なぜ、歯周病菌が血管のなかに入り込んでしまうのかと言うと、歯の周りの歯肉には、もともとたくさんの毛細血管が張り巡らされています。歯周病があると、その毛細血管が、歯周病菌によって炎症や出血を起こし、細菌が入り込みやすい状態になってしまうのです。

歯周病菌が血管に侵入しても、少しくらいであれば、私たちの体に備わっている免疫機能が退治してくれます。でも、血管に入り込んだ歯周病菌が多かったり、免疫機能が低下していると、全身にまわって、動脈硬化を引き起こす要因になってしまうのです。歯周病にかかっている人、歯周病で歯を失った人は、歯周病のない人に比べて、心筋梗塞の発症が多いという報告もあります。また、脳梗塞のリスクが増えることも確認されています。

歯周病は、40代半ばからグンと増える病気です。毎日のケアが大切です。

食後の歯みがきだけでなく、少なくとも1日に1回は、歯ブラシだけでは落としにくい、歯周ポケットに入り込んだ歯垢（細菌のかたまり）を落とすために、歯間ブラシやデンタルフロスでケアしましょう。

それでも歯周ポケットの歯垢を完全に落としきることは難しいものです。そこはプロの手を借り、3カ月に1回、もしくは半年に1回、歯医者さんに通い、口腔内のクリーニングをお願いしましょう。

「クスリはいらない」と言う患者さんにお話ししていること

高血圧が見つかっても、コレステロール値が高いことがわかっても、「薬は飲みたくありません」と、おっしゃる患者さんがいます。最近では、「薬はいらない」**「薬はかえって体に悪い」と主張する医者や薬剤師さんの本を読んで、薬を飲むことをためらわれる方もいます。**

私は、血圧やコレステロール値が高ければ必ず薬を飲むべきだとは、考えていません。頸動脈エコーで血管の状態をみて、コブのないきれいな血管であれば、食事や運動についてアドバイスして終わりということも、しょっちゅうです。

ただ、生活習慣を変えるだけでいいのかと言えば、それだけでは間に合わない患者さんもいます。私には、ずっと忘れられない、ある患者さんの経験があるのです。

その方は、上の血圧が１６０を超えていて明らかに高血圧でした。「このままでは血管事故が起こる可能性があるので、治療しましょう」と伝えたものの、その方は、「先生、もう少し待ってください。塩分にも気をつけますし、運動もします。生活習慣の改善をがんばるので、薬を飲むのはもうちょっと待ってください」と、強くおっしゃいました。それで、降圧剤は処方しなかったのです。

ところが、次の受診のときにも血圧は高いままでした。「そろそろ限界なので、飲みましょう」と説得しようとしたのですが、やっぱり「もうちょっと待ってください」と。そして、4カ月ほど経ったとき、脳梗塞を起こし、一命はとりとめたものの、後遺症で車椅子の生活になってしまいました。

そのときには、とても後悔しました。患者さんに「待ってほしい」と言われても、もっとがんばって説得して、最初から薬を飲んでもらうべきだったからです。

それ以来、まずは薬である程度下げて、大変な血管事故が起こるのを避けることを最優先しています。そうして安全を確保した上で、**「薬が減るように、あるいは薬をやめられるように、生活習慣の改善をがんばりましょう」**と伝えるというのが、今の私の診療スタイルです。

◆一度、飲み始めたらやめられなくなる？

生活習慣病の治療（薬）が必要かどうかは、血管に答えが書いてあります。

薬嫌いの患者さんも、エコー画像で血管の状態を見ると、「やっぱり薬を飲みます」とおっしゃいます。血管の壁が厚くなっていたり、コブができているのを目の当たりにすると、やはり意識は変わるものです。

逆に、血管の状態を見て、薬をやめることもあります。「薬を飲みたくない」とおっしゃる患者さんのなかには、

「降圧剤やコレステロールを下げる薬は、一度使い始めたら、やめられなくなる」

と考えている方もいるようです。

でも、そんなことはありません。

たとえば、先日は50代の女性の患者さんが、クリニックにいらっしゃいました。

その方は他の病院でコレステロール値が高いことを指摘され、薬を飲んでいたので

すが、薬を飲み続けることに不安を抱いている様子でした。

頸動脈エコーで血管の状態を見ると、まったく障害はなく、とてもきれいで、コレステロール値が高いことが特に害になっていないことがわかりました。それで、「飲まなくていいですよ」と、薬をやめることにしました。

ただ、「一年に一度は血管の状態を調べて、他の生活習慣病にも注意し、もしも不安材料が出てきたら治療を始めましょう」と、お伝えしています。

血液検査の結果が多少悪くても、血管の状態によっては、「経過を見守る」という治療方針もあるわけです。そして定期的に血管の状態をチェックすることは、患者さんにとって、良い生活習慣を続けるモチベーションにもなるようです。

ですから、**自己判断で薬をやめたり、過度に毛嫌いするのではなく、自分にとって得をする薬の使い方、医療機関の使い方をしていただきたいと思います。**

デスクワーク……座りっぱなしが病気を招く

人によって生活スタイルはまったく違うものです。生活が違えば、注意するポイントも変わってきます。

ここからは、生活スタイル別に、血管が若返るコツを紹介しましょう。

まず、デスクワークの人。仕事時間は基本的にずっと座ったまま、同じ姿勢を取りつづけているという方は、結構多いと思います。私自身も、外来診療中はずっと椅子に座りっぱなしですから、そういう意味では、デスクワークです。

座りっぱなしは、血管にとって良くありません。というより、かなり悪い。

座っている時間が長い人は、そうでない人に比べて、「血糖値やコレステロール値が高くなりやすく、糖尿病や心臓病が増える」とか「死亡リスク自体が2〜4割高く、寿命も短く脳卒中や結腸がん、前立腺がんが増える」といった指摘があります。

これらのリスクは、たとえ週に1、2回ジムに行ったとしても、です。

なぜ座りっぱなしが悪いのかと言うと、下半身の血流が滞り、エネルギーの代謝が悪くなるから。また、**ずっと同じ姿勢をとっていると、エコノミー症候群と同じように、静脈性の血栓ができやすくもなります。**

座りっぱなしの時間が長い人へのアドバイスは、とにかくこまめに動くこと。これに尽きます。


社内の誰かに用事があるときには、メールや内線ではなく、直接出向く。

コピーやお茶は、誰かに頼むのではなく、自分で行く。

トイレに行くときには、あえて別の階のトイレに行く。

足元に落ちていたゴミを、あえてちょっと離れたゴミ箱まで捨てに行く。

ゆとりがあるときには、気分転換に外の空気を吸いに行く。

ランチには、ちょっと遠くの店まで歩いて行く。


こうしたちょっとした工夫で、座りっぱなしの状況を回避することができます。

◆オフィスで座りながら、人目につかずにできるエクササイズ

ただ、そんなにこまめに席を離れられない職場環境の方もいるでしょう。そういう方には、座ったままできる、ちょっとしたエクササイズがおすすめです。

たとえば、

・175ページで紹介した**「ソファーで脚上げ運動」**を、こっそり机の下で行ってもいいでしょう。椅子に座ったまま、左右の脚を交互に上げるだけなので、そんなに目立たないはずです。

・両足のつま先を上に向けたり、逆にかかとを上げてつま先を下に下げる動作を繰り返すだけでも、ふくらはぎの運動になり、滞っていた血流が良くなります。

・また、血流を促すとともに、膝にもいいのが、**膝を伸ばした状態でつま先の曲げ伸ばしをする運動です。**

椅子に座ったまま、両方の膝を伸ばし、つま先を自分のほうに向けます。その後、つま先を伸ばしたり曲げたりというのを繰り返してもいいですし、あるいは、椅子に座り、お腹にぐっと力を入れて、片方の下肢を前に伸ばし、つま先を自分のほう

に向けたまま ちょっと太ももを浮かせてキープする。これだけで、大腿四頭筋という太ももの大きな筋肉が鍛えられます。

私は、後者のほうのエクササイズを、診療の合間に、カーテンの内側で行っています。膝を伸ばしてつま先を曲げて、太ももをちょっと浮かせたまま1、2分キープするだけで、気分転換にもなりますし、いい運動になっています。

そのほか、**「くの字スクワット」**という椅子を使ったスクワットも、オフィスで取り入れやすいエクササイズです。

椅子に腰かけたまま、おへその下に力を入れて背筋を伸ばし、そのままちょっと前かがみになって「く」の字の姿勢をとります。そして、太ももに力を入れて、椅子からお尻を10〜20センチほど浮かせます。この動作をゆっくりと10回ほど繰り返すのが基本です。席を立つときに、「くの字スクワット」を意識するだけでもいいでしょう。

デスクワークの人は、とにかく下半身の血流が滞るのを防ぐことが大事。トイレに行くとき、コピーを取りに行くときなどは大股でさっそうと歩いて、脚の筋肉を使いましょう!

立ち仕事の人は「下肢静脈瘤」に要注意

デスクワークのような座りっぱなしの仕事に比べて、販売員さんや美容師さん、板前さんなど、いわゆる立ち仕事のほうが、立っている分、血管には良さそうですよね。ところが、立ち仕事の人は、意外にも脚の静脈瘤ができやすいのです。危ないのは、立ち仕事のなかでも、狭い空間で過ごさなければいけない人です。たとえば、板前さんはその典型で、ずっとカウンターのなかで立って仕事をされていますよね。歩くのは、カウンターの中くらい。あとは、ずっと立ちっぱなしで、グイグイッと大股で歩くことはほぼありません。

脚の静脈内の血液は、脚から心臓へ、重力に逆らって上がっていかなければいけません。静脈の内側には、末端から心臓に向かって血液が流れるように「弁」があり、逆流を防いでいます。また、ふくらはぎの筋肉がポンプの役割をして、下から上へ血液を流す手伝いをしています。

ところが、ふくらはぎのポンプ機能を使わない棒立ちのような状態が続くと、静脈の壁に強い圧力がかかりっぱなしになり、一部の弁が壊れて、逆流してしまうのです。

そして逆流した血液がたまり、静脈の壁が伸びたり曲がったり膨らんだりして、でこぼこになってしまう。これが、下肢静脈瘤の正体です。


立ち仕事の方は、ぜひ、ふくらはぎを動かすことを意識してください。ふくらはぎは「第二の心臓」と呼ばれるほど、血管にとって大事な役割を担っています。

おすすめは、**脚を軽く開いて立ち、①かかとを上げてつま先立ち、②かかとをつけてつま先を上げる——をくり返す「ふくらはぎ体操」**です。ふくらはぎを動かして、脚にたまった血液やリンパ液を上げるのを助けてくれます。

また、休憩時間など、歩けるときには、いつもよりも5センチ歩幅を広げるイメージで、ちょっと大股で歩きましょう。ふくらはぎが気持ちよく動きます。

下肢静脈瘤は、立ち仕事の女性の特に多いもの。むくみ解消にも役立ちます。

おわりに

現在、日本人の平均寿命と、自力で生きることのできる健康寿命との開きは、約10年となっています。まさに10年が〝ねん〟（寝たきり）の時代なのです。

そもそも、寿命を伸ばすためには死因の第一位であるがんを予防し、突然死につながる脳卒中や心筋梗塞などの〝血管事故〟を防ぐことが重要です。さらに、血管事故は麻痺や心不全などの後遺症を残すため、運よく生き残ったとしても健康寿命が短くなってしまいます。また、骨折や筋力の低下などの整形外科疾患や認知症も、自力での生活に支障をきたします。

このように、健康寿命を延ばすためには、実に様々な疾患を予防して生きていかなければならないのです。では、私たちはどんなことに気をつければ良いのでしょうか？　その答えが、〝血管力に注目した健康法〟にあるのです。

まさに、「すべての病気は血管で防げる」といっても過言ではありません！

血管にダメージを与える悪しき生活習慣を改め、血管をいたわる食事や運動習慣を身につければ、平均寿命のみならず、健康寿命を延ばすことができます。

ぜひ本書を活用し、これからも若々しく、健康でお過ごし下さい！

青春文庫

脳卒中《のうそっちゅう》、心筋梗塞《しんきんこうそく》、突然死《とつぜんし》だけじゃない
すべての病気《びょうき》は
血管《けっかん》で防《ふせ》げる！

2019年 1月20日　第1刷

著　者　池《いけ》 谷《たに》 敏《とし》 郎《ろう》

発行者　小澤源太郎

責任編集　株式会社プライム涌光

発行所　株式会社青春出版社

〒162-0056　東京都新宿区若松町 12-1
電話 03-3203-2850（編集部）
03-3207-1916（営業部）
振替番号　00190-7-98602

印刷／中央精版印刷
製本／フォーネット社

ISBN 978-4-413-09713-0

ほんとうのあなたに出逢う　青春文庫

毒になる食べ方 薬になる食べ方

森由香子

食べ方ひとつで、カラダは変わる！
間違った思い込みや常識を払拭する
目からウロコの情報満載

(SE-712)

脳卒中、心筋梗塞、突然死だけじゃない すべての病気は血管で防げる！

池谷敏郎

がん、糖尿病、高血圧、脂質代謝異常、認知症、骨粗しょう症…何歳からでもすぐ効果が表れる！〝血管の名医〟がすすめる習慣

(SE-713)

人に強くなる極意

佐藤　優

今こそ求められる生き方、
働き方のバイブル。
35万部突破のベストセラーが待望の文庫化。

(SE-714)

日本人の9割が信じている 残念な理系の常識

おもしろサイエンス学会［編］

「セミは1週間しか生きられない」は、大きな誤解、「土に還る素材は自然に優しい」のウソなど、知らないとヤバイ知識が満載

(SE-715)